AVIS

AUX PERSONNES

QUI FONT USAGE DES EAUX

DE PLOMBIÈRES.

A

AVIS
AUX PERSONNES

QUI FONT USAGE DES EAUX

DE PLOMBIÈRES,

OU

TRAITÉ

DES EAUX MINÉRALES,

Dans lequel on expose les diverses manières d'user de ces eaux ; le régime qu'il convient de suivre ; les différentes maladies, pour lesquelles elles doivent être administrées ; avec plusieurs Observations de pratique, pour en constater les effets.

Par M. DIDELOT, *Médecin-Chirurgien, Associé & Correspondant de plusieurs Académies & Sociétés Littéraires*, &c.

Qui sine præceptis servandis balnea captat,
In pertusa vagas dolia portat aquas. Berthem.

A BRUYERES,
De l'Imprimerie de la veuve Vivot.

Avec Permission & Approbation. 1782.

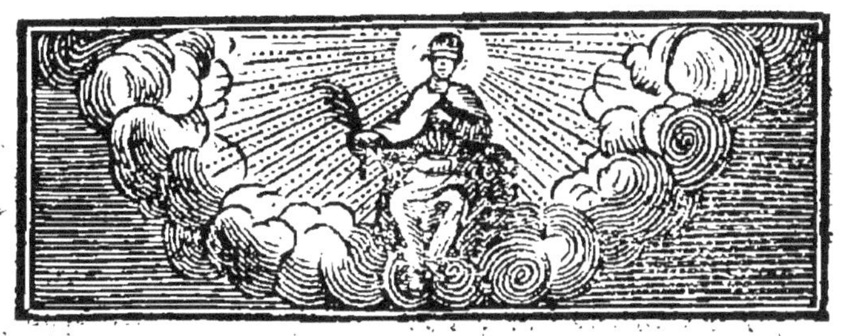

TRAITÉ

DES EAUX MINÉRALES,

Dans lequel on expose les diverses manières d'user de ces Eaux ; le régime qu'il convient de suivre ; les différentes maladies, pour lesquelles elles doivent être administrées ; avec plusieurs Observations de pratique, pour en constater les effets.

ARTICLE PREMIER.

LES eaux minérales portent par-tout le caractère des grandes libéralités du Créateur ; elles font abondantes & préparées pour tout le monde ; elles ont diverses propriétés, divers talens, pour ainsi dire. Si les maux qui affligent le genre-humain

font variés prefqu'à l'infini , ces fources falutaires , qui découlent des montagnes ,
qui fe déclarent par leurs minéraux , par
leurs exhalaifons , par leurs phénomènes ,
nous confolent , en quelque forte , de tant
d'infirmités.

C'eft aux hommes d'ufer , avec actions de
graces , de ces bienfaits de la-Providence ;
c'eft aux obfervateurs de la-nature d'y découvrir les tréfors qu'une main toute-puif-
fante y a renfermés. Il eft des pays plus
favorifés que d'autres en ce genre de richeffes. La *France* a des Provinces privilé-
giées à cet égard ; mais la *Lorraine* peut
fe flatter d'être une des plus célèbres , par
la quantité d'eaux chaudes & froides qu'elle
renferme.

L'objet qui va nous occuper , eft de faire
connoître combien font falutaires les eaux
minérales de *Plombières ;* en eft-il un plus
recommandable que celui qui peut écarter ,
ou au moins diminuer la fomme des maux
auxquels nous fommes continuellement expofés ? La célébrité de ce bienfait de la
nature , felon plufieurs auteurs dignes de

foi , & selon des monumens authenti-
ques , remonte au tems de *Céfar* ; & une
fuite conftante d'expériences ne laiffe pas
douter combien il eft précieux.

Le témoignage des favans qui ont fuivi
ces eaux pendant plufieurs années , & qui
ont fagement obfervé ; le nombre infini de
malades , prefque de toutes les nations ,
& des pays même où il y a des eaux minérales ; l'éloge qu'en ont fait plufieurs
Médecins de la plus grande réputation , &
du mérite le plus diftingué , tout cela me
difpenferoit d'entrer dans le détail de leurs
vertus , fi je n'y étois follicité , & fi je
n'avois deffein d'expofer les guérifons inef-
pérées qu'elles ont faites.

Leur efficacité eft fi généralement reconnue , & l'effet de leurs propriétés fi conf-
taté , qu'on eft forcé d'avouer qu'elles
l'emportent de beaucoup , dans certains
cas , fur les remèdes les plus efficaces &
les plus vantés de la pharmacie.

Si quelquefois cés eaux , fi falutaires , fi
innocentes , exemptes de tout danger ,
n'ont pas eu le fuccès qu'on en attendoit ,

doit-on l'attribuer à une autre cause , qu'à celle d'une mauvaise adminiſtration, & d'un régime mal obſervé ? Nous avouons qu'un uſage inconfidéré peut même les rendre dangereuſes , comme nous avons eu occaſion de l'obſerver pluſieurs fois. Eh ! quel eſt donc le remède , quelqu'innocent , quelque bénin il puiſſe être , qui ne ſoit ſuivi de quelques dangers , quand on en abuſe ?

L'erreur la plus générale conſiſte dans l'excès & l'abus des exercices. En effet , celui-ci a beſoin , pour guérir ſa maladie , d'une heure de bain , & de trois à quatre verres d'eau pour boiſſon ; il ſe flatte qu'en reſtant trois à quatre heures dans le baſſin, ou dans une baignoire , après s'être gorgé d'eau , il accélerera ſa guériſon. Un hypocondriaque , une femme à vapeurs , ou d'un tempérament délicat , auxquels les bains tempérés conviennent , en prendront de ſi chauds , que bientôt ils auront une difficulté de reſpirer , des palpitations de cœur , de l'altération , de l'inſomnie, de la fièvre , &c. Par la même erreur , celui-ci , dont les forces ſuffiſent à peine pour ſoutenir un

feul bain par jour, en prendra un fecond
fur le foir ; auffi s'épuife-t-il, bien loin de
fe fortifier. Quelques douches fuffifent à
celui-là pour détruire des rhumatifmes,
pour rendre à une articulation le jeu qu'elle
a perdu, pour enlever le gonflement des
cartilages, la roideur des ligamens, des
tendons, &c. Il efpère qu'en multipliant
ce genre de remède, il fera bien plutôt délivré de fes douleurs ; il croit que plus
l'eau de la douche fera chaude, plus elle
fera favorable ; tandis que, par une méthode auffi inconfidérée, il roidit les fibres auxquelles il étoit intéreffant de donner de la foupleffe & de la flexibilité. Le
réfultat de pareils procédés eft au moins la
non-guérifon de la maladie pour laquelle
on cherchoit du fecours. C'eft ainfi que,
par une conduite mal-entendue, on abufe
des meilleures chofes ; & d'un remède innocent, favorable & indiqué, il en réfulte
des accidens fâcheux, & une maladie plus
rebelle & plus douloureufe que la première.

Je puis affurer avec fincérité, dit M.

» *Lemaire*, que, dans l'espace de trente-six
» ans que j'ai fréquenté ces eaux, & dont
» j'ai paffé fur les lieux les deux tiers des
» faifons propres à les prendre, je n'ai re-
» marqué que très-peu d'accidens, qui
» n'aient eu pour caufe, ou l'ignorance
» ou la témérité, & fouvent l'une & l'au-
» tre en même tems ; lefquels il auroit,
» par conféquent, été facile de prévenir
» par une adminiftration plus éclairée &
» plus prudente. J'ajoute que j'ai fouvent
» rencontré à *Plombières* des malades fur
» le point de quitter les eaux, parce qu'a-
» près les avoir prifes pendant un certain
» tems, loin de fentir du foulagement,
» ils s'en trouvoient incommodés, auxquels
» cependant elles ont fait des merveilles,
» lorfqu'ils ont changé de méthode. Il s'en
» eft trouvé d'autres, dont les eaux, prifes
» pendant une, quelquefois deux faifons,
» avoient confidérablement empiré le mal,
» & qui ont été parfaitement guéris par l'u-
» fage des mêmes eaux, adminiftrées d'une
» manière convenable ; de forte qu'un Mé-
» decin, inftruit de la nature & de la ma-

„ nière d'opérer de ces eaux , se trouve
„ souvent en état de réparer les désordres
„ qu'une administration illégitime a occa-
„ sionnés „. On pourroit en citer un grand
nombre d'exemples , si l'on ne craignoit
d'être trop long.

Je crois donc rendre un service essentiel
à la société , en détruisant les préjugés qui
règnent parmi les Baignans , & en leur
prescrivant une route très-différente de celle
qu'ils suivent aujourd'hui. Je leur indiquerai , soit dans le régime , soit dans l'administration des bains , des eaux en boisson ,
des douches & des étuves , une méthode
aisée , assurée , exempte de tout danger
pour la guérison des maladies dont ils sont
affligés ; & j'ai confiance qu'en réformant
les abus , ils trouveront, dans les eaux de
Plombières , l'efficacité qu'ils ont droit d'en
attendre.

Peut-être mon ouvrage ne plaira-t-il pas
aux personnes qui n'aiment que leurs plaisirs , qui ne veulent pas se gêner ; mais
je suis sûr de plaire aux sages , à ceux qui
cherchent véritablement la santé. C'est pour

ces derniers que j'écris ; les autres n'ont pas befoin de mes confeils ; & je ne ferai point d'efforts pour leur en donner.

Je gagnerai déja beaucoup, fi je viens à bout d'écarter les erreurs de régime, & les excès dans l'adminiftration des eaux, dont les Baignans font préoccupés. Mais ce n'eft pas affez ; à cette première attention, il faut que j'ajoute une défiance qui les tienne en garde contre les illufions qui ont pu & qui peuvent encore les féduire.

On voit journellement des perfonnes, qui ne font pas inftruites de la nature des eaux, affurer une guérifon certaine pour des maladies qui demandent le plus d'attention & les réflexions les plus férieufes. Le ton qu'elles donnent à leurs affertions, en impofe à des malades crédules ; & ceux-ci s'y livrent avec une confiance aveugle : tels font les poifons féduifans, dont bien des efprits ont peine à fe garantir, & qui entraînent les plus grands dangers. En annonçant à des malades des guérifons opérées pour des maux pareils à ceux dont on fe plaint, on eft prefque affuré qu'on n'aura pas le courage d'en douter ; comme s'il n'étoit pas abfolument néceffaire d'examiner avec attention les chofes qu'on préfente comme réelles , vérifier les faits dans toutes leurs circonftances , pefer les raifons fur lefquelles on doit appuyer fon jugement , & n'y adhérer qu'après une mûre réflexion & une pleine connoiffance. Qui eft capable de faire ces réflexions , & d'avoir ces connoiffances , fi ce n'eft le Médecin inftruit ? Lui feul , deftiné au foulagement de fes femblables , eft en état de diriger un malade ; il ne fe diffimule pas qu'une maladie , qui a quelque reffemblance avec une autre , ne doit pas être traitée par les mêmes moyens ; & , par malheur pour le genre - humain , il en arrive tout autrement.

On ne l'a que trop fouvent obfervé fous la direction de certaines perfonnes , à qui on fe livre avec une forte de confiance , parce qu'on les croit d'autant plus habiles, qu'elles s'ingèrent du traitement des Baignans ; elles les foignent prefque tous de la même manière. Le public , qui fe laiffe féduire par des promeffes fpécieufes, ne voit pas qu'on lui fait adopter une pratique aveugle, incertaine, quelquefois meurtrière, fous le nom d'expérience, nom toujours impofant ; mais la raifon ne confond point l'expérience avec la routine : elle rejette l'un avec dédain, & ne doit jamais ceffer de diriger l'autre. Il s'agit donc d'avoir du difcernement, pour diftinguer la vérité d'avec l'erreur ; & après cela, il reftera encore à faire une judicieufe application des règles générales au cas particulier, relativement à l'âge du fujet, à fa force, & à l'état de la maladie.

Défions-nous fur-tout de celui qui a des fyftèmes à foutenir ; défions-nous de nous-mêmes, fi nous avons eu la foibleffe de les adopter. Nos pas fe tournent naturellement vers l'endroit où nous ferions bien-aifes d'arriver ; & fi nous n'y prenons garde, nous tomberons dans le précipice, parce que nous interpréterons, en faveur d'une opinion favorite, des effets, des obfervations, des fentimens qui, mieux examinés, la détruiroient, plutôt que de l'appuyer.

Pour l'ordinaire , ceux qui nous offrent des fyftêmes , s'expriment d'une manière impérieufe , qui nous laiffe à peine la liberté de douter ; comme fi la force des mots pouvoit procurer aux penfées la juftefle & la folidité qu'elles n'ont pas. Le ton & les expreffions peuvent en impofer au vulgaire ; mais aux yeux des connoiffeurs , on en eft que plus ridicule.

Ayons donc de la défiance , autant qu'il en faut , pour ne point donner dans l'illufion ; mais d'un autre côté , n'oublions pas que fi nous en avons trop , nos foupçons feront injure à ceux qui ont travaillé à nous inftruire. Ce feroit une ingratitude de fe montrer toujours incrédule , & de fe perfuader que toutes les obfervations , dont la Médecine eft enrichie , ne produifent aucune nouvelle connoiffance , aucune explication dans les effets de la nature. Ce langage feroit celui de l'ignorance , qui méprife ce qu'elle ne connoît pas , & qui trouve plus commode de nier l'exiftence d'une chofe , plutôt que de prendre la peine de s'en inftruire. Je fuis bien éloigné de tomber dans une pareille erreur ; & je fais trop de cas de la production des favans, pour ne pas en tirer tout l'avantage poffible. Bien loin de critiquer leurs travaux, je me fais une loi de les publier avec l'éloge qu'ils méritent, & je fais l'aveu de les employer dans mon ouvrage. Je fais que de tous ceux qui s'efforcent d'être utiles à l'humanité, le Médecin eft celui qui a beaucoup à fouffrir : outre les difficultés de fon état, qui fe rencontrent à chaque moment, la jaloufie de fes rivaux exerce bien autrement fa patience. S'il eft affez heureux pour faire une découverte, pour publier des réflexions intéreffantes, l'honneur qui s'y trouve attaché, eft une récompenfe qui lui eft légitimement due, & rarement doit-il en efpérer d'autres ; mais il ne faut pas qu'il s'attende à en jouir en paix, parce que ceux qui n'ont pas atteint le même but, s'efforceront de dire & de faire croire que la chofe n'eft pas vraie ; & parmi les perfonnes qui ne font pas en état de décider la queftion, il s'en trouvera qui prendront parti contre lui, & qui lui difpute-

ront

ront le fuccès de fon travail. Tel eft le fort
que je dois attendre ; mais, ne defirant pas
l'encens frivole des éloges , & étant à l'abri
du blâme , par une conduite honorable ,
ce n'eft que dans le plaifir de remplir les
devoirs de mon état avec exactitude , que
je trouverai ma fatisfaction ; ainfi je ne
m'en affligerai que médiocrement ; & fans
méprifer les critiques , fans me chagriner
de leurs déclamations , j'attendrai que la
vérité que j'ai expofée , diffipe , par fon
éclat , les mauvaifes difficultés dans lefquelles on s'efforcera de la noyer (*). Telle
étoit la maxime de l'illuftre M. *de Fonte-
nelle* : „ Ou les critiques font bonnes ,
„ difoit-il , ou elles font mauvaifes ; fi elles

(*) On voit tous les jours des jugemens différens
fur des fujets où la prévention n'a point de part. Pa-
roit-il un livre nouveau , dont l'auteur eft inconnu ,
un lecteur le trouve excellent ; un autre dit qu'il eft
paffable ; un troifieme ne peut en foutenir la lecture.
Le premier fait l'éloge de certains paffages , fur lefquels
l'autre fait précifément tomber fa critique. D'où vient
cette diverfité de fentimens ? De ce que notre efprit eft
trop borné pour envifager une chofe dans toutes fes fa-
ces , & refpectivement à tout ce qui lui eft attenant. Un

B

„ font bonnes , on ne fauroit y répondre ;
„ fi elles font mauvaifes , elles tombent
„ d'elles-mêmes : il ne faut pas perdre fon
„ repos ni fon tems , pour le donner à
„ l'envie , à la jaloufie , ou au caprice de
„ ceux qui ne veulent pas penfer comme
„ nous ; on ne peut mieux les mortifier ,
„ qu'en ne faifant point attention à eux.
„ Ils font faits pour mourir avec leurs paf-
„ fions ; femblables à ces infectes horaires ,
„ qu'un coup de foleil vivifie , & qui re-
„ tombent dans l'engourdiffement au mo-
„ ment où la chaleur fe rallentit.

Qu'il me foit permis , avant d'entrer
en travail , de faire des vœux pour certaines qualités du cœur, d'où dépendent,
felon moi, le principal mérite & la plus
folide fatisfaction du Médecin : je voudrois

---

l'a faifi fous un point de vue , & l'autre d'une face oppofée ; de-là la diverfité d'opinions & de jugemens. Celui-ci eft frappé d'une raifon qui a de l'analogie avec fon
tempérament , & qui eft relative à fa manière de penfer ;
pendant qu'elle ne fait pas la moindre impreffion fur un
autre , qui fe détermine peut-être par des raifons encore
moins relevantes , mais qui ont plus de rapport à la
trempe de fon efprit.

qu'il aimât la vérité, & qu'il eût toujours en vue le bien public. Animé par ces deux motifs, jamais l'intérêt, la jaloufie ne lui feroient nier ou combattre ce que d'autres auront fait de bien. Mais quand verrons-nous l'envie & la cupidité préférer le bien public à des vues perfonnelles, & rendre un hommage fincère à des maximes qui bleffent, en même tems, l'amour-propre & l'intérêt ?

Je termine ces réflexions, pour en venir à mon fujet. Il feroit affez inutile de m'étendre en obfervations, pour prouver la bienfaifance des eaux minérales de *Plombières* ; elles font tellement connues, que perfonne n'en peut raifonnablement douter. Mais comme la plûpart de ceux qui ont écrit, n'ont pas eu en vue cet objet, & que les Médecins, qui pourroient rendre des fervices effentiels à la fociété, en publiant ce qu'ils ont vu depuis plufieurs années, ne jugent pas à propos d'en faire part au public, je rapporterai, en fon lieu, dans la plus exacte vérité, les faits dont j'ai été le témoin, & ceux qui m'ont été communiqués.

Pour mettre de l'ordre dans mon ouvrage, je dois donner la defcription de *Plombières*; faire connoître fes fources, fes bains, les différentes analyfes qui en ont été faites; la caufe de leur chaleur; la variation qu'on y remarque, &c. c'eft ce dont je vais m'occuper.

Je ne me diffimule pas mon infuffifance pour un travail d'auffi grande importance. J'avoue encore bien fincérement qu'il n'aura pas cette délicateffe de ftyle, ces tours harmonieux, qui raviffent les fuffrages; mais cette façon d'écrire eft réfervée à de plus heureux. Ce n'eft pas à moi que *Boileau* a dit : *Soyez riches & pompeux dans vos defcriptions.* J'efpère cependant que l'on me faura gré des efforts que je vais faire.

ARTICLE II.

DE PLOMBIERES.

*P*Lombières est un bourg situé à l'extrêmité méridionale de la *Lorraine* , à 18 lieues de *Nanci*, cinq d'*Épinal* , quatre de *Luxeuil* , & deux de *Remiremont*.

Il est dans un vallon très-serré , arrosé d'une petite rivière , nommée *Eau-gronne* , qui le partage en deux parties sur sa longueur. Cette rivière tire sa source des montagnes qui sont à l'orient méridional de ce bourg. Au-dessus de l'orient de *Plombières* , l'eau de ce ruisseau est très-fraîche & très-claire ; dès qu'il entre dans le bourg, il passe par-dessous & derrière les maisons par des canaux ; il reçoit toutes les eaux, tant chaudes que froides , qui y tombent de tous côtés des montagnes ; ce qui fait que ses eaux sont tièdes , & conservent une qualité détersive , fort propre à blanchir & à nettoyer le linge.

Il est situé sous le vingt-sixième degré, onze minutes & quelques secondes de longitude, & à quarante-sept degrés, cinquante-cinq minutes & quelques secondes de latitude.

Les montagnes, qui entourent ce bourg, sont très-élevées & très-escarpées ; les plus considérables sont de 250 toises au-dessus du niveau de la mer.

Il est composé d'environ quatre-vingt-dix maisons : celles qui sont autour du grand bain, & dans la rue par laquelle on y arrive, ont un extérieur très-apparent ; elles ont toutes un balcon au premier étage, qui sert à prendre l'air ; & par-dessous, on peut s'y mettre à l'abri, ou du soleil ou de la pluie.

L'Église paroissiale est solide, spacieuse, très-bien décorée ; elle est desservie par un Chanoine-régulier du Prieuré d'*Hérival.*

L'Hôpital est aussi beau que la nature du terrein peut le permettre : il est placé entre la tour de l'Église, & la maison du sieur Curé. *Stanislas I*, Duc de *Lorraine,* surnommé, à si justes titres, *le Bienfaisant,* a fondé vingt-quatre lits , en faveur des pauvres de la province , qui font reçus dans cet Hôpital , depuis le quinze mai jufqu'au quinze feptembre. Cette maifon eft à trois étages ; les falles y font belles ; mais j'ai obfervé que celle du rez-de-chauffée eft très-humide ; conféquemment contraire à la guérifon de plufieurs maladies : je crois même que c'eft la principale raifon pour laquelle plufieurs infirmes quittent *Plombières* , fans fe reffentir des bienfaits des eaux. Il feroit facile de remédier à l'effet de l'humidité. Ce pays abonde en génévriers ; & il fuffiroit d'en brûler tous les jours dans cette falle , pour atténuer l'humide régnant. Il feroit intéreffant d'envoyer les malades aux bains dès les fix à fept heures du matin , & non après qu'ils ont mangé , fur les dix heures , comme cela fe pratique ordinairement ; c'eft un abus très-répréhenfible , qu'il feroit très-important de détruire : je parlerai ailleurs de fes dangers.

La remife , deftinée à loger les carroffes & les autres voitures des perfonnes qui

viennent prendre les bains , 'eſt à double
étage ; ce qui eſt aſſez ſingulier ; mais la
ſituation du terrein , qui eſt ſur un grand
penchant , donne la facilité aux voitures
d'y entrer par une porte baſſe pour le
plain-pied , & par une autre porte mitoyenne
pour le ſecond étage. Cette remiſe n'étant
pas ſuffiſante pour contenir toutes les voitures , on en a conſtruit une ſeconde très-
ſpacieuſe , vis-à-vis la première.

La promenade, ſituée à l'orient , eſt auſſi
belle & auſſi bien entretenue qu'on peut le
deſirer : elle a coûté des difficultés & un
travail étonnans; elle a cinq cents ſoixante-
cinq pas de longueur , & quarante-ſept de
largeur. Un terrein très-uni & bien ſablé ,
quatre rangées d'arbres de tilleuls , au nombre de deux cents vingt-quatre , deux ruiſ-
ſeaux d'une eau claire , qui coulent de chaque côté , forment ce lieu ſi agréable. C'eſt
encore aux bontés du Roi *Stanislas* , à qui
on eſt redevable d'une promenade auſſi ma-
gnifique. Ce lieu n'étoit auparavant que la
pente d'une montagne , en partie couverte
de gazons , en partie hériſſée de rochers.

Dans le milieu de cette promenade, on trouve une fource d'eau minérale, dont on doit la découverte à un Prélat, ami de l'humanité, (Mgr. l'Évêque de Soiffons.) Son baffin a fept pieds de profondeur ; il eft enfermé dans une grotte couverte de groffes pierres de gré ; on y defcend par fept ou huit marches. On vient de l'en-fermer d'une baluftrade de planches de fa-pin, & l'on a très-bien fait, pour empê-cher les ordures que des perfonnes mal intentionnées y alloient faire.

Cette fource, dont nous parlerons ail-leurs, eft une mine d'or pour *Plombières*. Peu d'eaux minérales froides approchent de fon degré de pureté ; ce qui doit la rendre très-précieufe.

Au bout de cette promenade, fur la route qui conduit à *Remiremont*, il y a une papeterie, qui peut amufer les per-fonnes qui n'ont pas encore vu ces fortes d'ufines.

A l'autre extrêmité de *Plombières*, on trouve une autre forte de manufacture ; c'eft une forge à tirer le fer en fil de tóutes fortes de grosseur ; on l'appelle *fi-lière* , & mérite d'être vue. Avant d'y parvenir , on trouve encore une autre promenade très-agréable ; ce qui rend le chemin facile. Cette forge eft à deux cents pas géométriques de *Plombières.*

Quoiqu'il y ait peu de reffource dans un canton pareil à celui-ci , cependant on y trouve tout ce qui eft néceffaire à la vie : on y fait d'excellent pain ; le vin eft le meilleur de la *Lorraine* ou de la *Franche-Comté* ; celui de *Bourgogne* , de *Champagne* , de *Bar* , eft dans toutes les caves ; on a de la très-bonne viande de boucherie ; les villes & les villages voifins nous apportent de la volaille , du gibier, la primeur des jardins , & le poiffon des rivières ; on y a abondamment pour fatisfaire le goût ; & la cuifine y eft fi délicate, fi proprement préparée , que les étrangers conviennent qu'il n'y a pas de ville où on la faffe mieux.

Les logemens y font très-beaux , & paffablement ornés : il n'y a pas , à la vérité, de lambris dorés ; mais les appartemens font de la plus grande propreté : on y eſt ſoigné par des femmes & des filles depuis long-tems habituées à cet exercice ; & l'on voit peu d'auberges où il y ait des domeſtiques plus diligens & plus entendus. Les bains ſont auſſi de la plus grande propreté : les perſonnes chargées de ce ſoin ne négligent rien pour ſatisfaire les Baignans. Les étuves ſont tous les jours lavées ; enfin , tout y reſpire le bon ordre , l'intelligence , le deſir d'être utile aux étrangers. Il y a toujours très-bonne compagnie ; & l'on a ſoin, dès que le moment du repos eſt arrivé , de laiſſer les Baignans jouir de la plus grande tranquillité ; ce qui ne contribue pas peu à ſe rétablir des fatigues de la journée. Les eſtropiés trouvent des porteurs pour aller au bain ; & il y a des chaiſes pour les Dames , quand elles ſortent du bain ou de l'étuve ; on y donne la douche & les ventouſes ; remèdes favorables dans bien des circonſtances , & dont on eſt privé ailleurs. Il y a à *Plombières* des perruquiers pour les hommes & les dames ; il s'y rend quantité de marchands étran-

gers, qui tiennent toutes fortes de denrées.
Les Libraires des villes voifines y louent
& vendent des livres ; on y joue ; on y
fait des loteries ; enfin , il y a tout ce qui
peut amufer & récréer.

Le voifinage de *Plombières* ne fournit que
des fruits & des légumes très-fains. Les
campagnes , enchaînées fous les rigueurs
de l'hiver pendant plus de fix mois ,
ne font défolées par aucun infecte véni-
meux. L'atmofphère n'eft jamais chargée
de ces matières graffes & inflammables ,
qui favorifent la végétation : c'eft un fol
de nature vitrifiable , qui exifte par-tout.
Les montagnes font un affemblage de grés,
de cailloux , de granit & de mica ; & le
froid , qui y domine ordinairement au printems & en automne , garantit l'atmofphère
de cette difpofition prochaine à fe corrom-
pre , & à caufer des maladies. Les fontaines & les ruiffeaux roulent leurs eaux fur
un fable pur , ou fur un cailloutage ; il
n'en fort que des exhalaifons qui fortifient.
Tel eft l'état falubre de l'air dont on jouit
à *Plombières* ; & , fans être accufé de par-

tialité, je puis affurer qu'il eft naturellement fi falutaire, qu'il n'eft pas expofé
aux maladies épidémiques, qui ravagent
quelquefois les villes de *Luxeuil* & de
Bains. Il feroit facile d'en donner des raifons phyfiques, s'il m'étoit permis de m'é-
carter de mon fujet. (*)

On y éprouve, à la vérité, certains
jours de l'année, des chaleurs infuppor-
tables : les rayons du foleil, réfléchis en
tous fens par les rochers, font de quelques vallons, & même de *Plombières*, une
fournaife ardente ; mais, l'air y étant naturellement fain, il n'en réfulte aucun
inconvénient nuifible ; & comme elles du-
rent peu, elles ne font aucun tort. Une
tranquillité pour les perfonnes qui crai-
gnent le tonnerre, c'eft qu'il n'y a pas
d'exemple que ce météore ait jamais tombé
à *Plombières*.

Les brouillards, qui paroiffent fur cet

______

(*) La ville de Luxeuil eft aujourd'hui attaquée de
fièvres putrides ; quantité de perfonnes ont déja fuc-
combé.

horizon , font rares & légers ; fi on les refpire , on ne fent que cette douce fraîcheur qui porte l'eau pure dans les corps : ils n'ont aucune odeur âcre & fétide ; conféquemment aucune qualité malfaifante.

Après cette petite digreffion , qui m'a paru néceffaire pour établir l'état de l'air dont on jouit à *Plombières*, je reviens aux bains qu'il renferme.

ARTICLE III.

DES BAINS, ÉTUVES ET FONTAINES.

IL y a quatre bains : le plus confidérable eft le grand bain fitué au milieu du bourg ; il a dix-huit pieds de largeur, fur cinquante-quatre de longueur.

Titot, Médecin de *Montbeillard*, rapporte qu'il a vu cinq cents perfonnes s'y baigner à l'aife. *Berthemin*, qui a beaucoup fréquenté ces eaux, dit que cinq à fix cents perfonnes peuvent s'y baigner. Mais du tems de ces auteurs, ce bain étoit beaucoup plus vafte qu'aujourd'hui : il occupoit tout le terrein où eft actuellement le bain neuf, & même les maifons qui font au-delà. Comme *Plombières*, fur la fin du quinzième fiècle, a été entiérement confumé par les flammes, fes bains furent négligés, & on ne commença à les réparer qu'en 1618, fous le règne du Duc *Henri II* ; mais on n'en doit le rétabliffement total qu'aux bontés de Son Alteſſe Royale le Duc *Léopold*. De retour dans ſes États, ce Prince s'occupa de la réparation des bains : on fit, aux deux extrémités du grand bain , & du côté du midi , l'enceinte telle qu'on la voit encore aujourd'hui.

Du tems du Duc *Henri* , il y avoit , dit *Berthemin* , autour du grand bain , des inſcriptions en langues allemande & françoiſe , portant défenſe , ſous peine de punition , de rien faire contre la bienſéance , & le reſpect dû à ce lieu. Les Allemands, qui fréquentoient beaucoup plus *Plombières* qu'aujourd'hui , avoient un des côtés de ce bain , & s'y baignoient la plus grande partie du jour ; la plûpart demeuroient dans ce bain depuis le matin juſqu'au ſoir. „ Ils „ grenouilloient, dit l'Auteur cité , y fai- „ ſoient même apporter leur ſoupe , quand „ ils ſe ſentoient foibles „. D'autres ſe baignoient deux fois le jour. Telle étoit la méthode de prendre les bains à *Plombières* dans les ſiècles précédens. Aujourd'hui , la mode eſt changée ; on s'y baigne avec beaucoup plus de précautions , & l'on fait mieux.

mieux. Mais on ne permet pas à certains malades de se plonger dans l'eau ; on ne veut pas que d'autres y mettent les mains, crainte d'exciter des fueurs trop abondantes. En guérit-on mieux ? Dans les bains d'*Aix-la-Chapelle* , qui font plus chauds que ceux de *Plombières*, on s'y baigne jufqu'au cou. Pourquoi cette différence ? Eft-elle fondée fur la nature des eaux , ou fur celle des maladies , ou fur une longue & fage expérience ? C'eft ce dont je parlerai à la fuite de cet ouvrage.

Ce grand bain , fi commode , fi avantageux contre quantité de maladies, eft aujourd'hui abandonné ; on ne s'en fert uniquement que pour les étuves , & pour donner la douche ; c'eft-là où l'on fe fait ordinairément ventoufer.

Le bain le plus fréquenté eft celui qu'on appelle *le bain neuf* ou *bain royal* ; il eft placé vis-à-vis la maifon des *RR. PP. Capucins* ; il contient environ quarante perfonnes. Ce bain a été conftruit depuis le fameux orage du 26 juillet 1770 , qui faillit perdre *Plombières*. Il eft très-tempéré ;

C

c'eſt aux bienfaits de *Louis XV* qu'on en eſt redevable. Le baſſin de ce bain eſt circulaire ; les bords ſont formés de pluſieurs degrés , qui ſervent de ſiège à ceux qui s'y baignent.

Le troiſième bain eſt celui des Dames Chanoineſſes du Chapitre de *Remiremont* , qu'on appelloit autrefois *bain de la Reine* ; il eſt très-fréquenté ; ce bain leur appartient en propriété , par la conceſſion qui leur en a été faite par le Duc *Ferry II* le 15 juillet de l'année 1210 : elles y ont un hôtel très-vaſte , où elles ont ménagé une communication avec la chambre des bains.

L'enceinte de ce bain eſt quarré , mais le baſſin eſt circulaire ; le fond eſt pavé de grandes pierres taillées & poſées en ciment ; les bords ſont formés de groſſes pierres poſées en retraites , qui ſont des degrés de ſeize pouces de giron , & dix pouces de hauteur.

Le dernier bain eſt celui qu'on appelle communément *bain des pauvres* ; parce que les riches ſe ſont toujours emparé des au-

tres , les croyant meilleurs. Sa fituation ,
qui eft au-deffous du grand bain & du bain
neuf , eft caufe qu'on le regarde comme
l'égoût de ceux-ci ; mais c'eft mal-à-propos.
Une autre raifon pour laquelle il eft peu
fréquenté , c'eft qu'il portoit autrefois le
nom de *bain des lépreux*. *Berthemin* dit que
les pauvres ulcérés , galeux , impotens ,
pleins de mifères , s'y lavoient & s'y reti-
roient toute la journée. Mais la raifon principale , c'eft parce que ces eaux font trop
chaudes : il feroit facile d'y remédier &
de les rendre tempérées ; ce qui feroit
beaucoup plus avantageux. Ce bain a vingt-
fept pieds de longueur , & vingt-un de
largeur ; il y a trois degrés , dont deux
mouillent ; il eft cimenté & pavé proprement comme les autres , & fi facile à
vuider & à remplir , qu'il peut l'être deux
fois par jour. Il étoit autrefois fi tempéré ,
qu'il n'étoit occupé que fur les neuf à dix
heures du matin , même lorfque la faifon
étoit chaude. M. *Lemaire* dit qu'il n'a jamais remarqué qu'il eût caufé le moindre
accident , avant qu'on y eût conduit une

fource , dont on prétendoit fe fervir pour chauffer une étuve conftruite à côté de ce bain. S'il étoit dans fon ancienne températu-re , il feroit à-peu-près du degré de chaleur du bain neuf ; ce qui feroit très-commode , d'autant plus que , dans ce dernier , on y eft quelquefois très-ferré & mal à l'aife. Il eft de l'intérêt des habitans de *Plombières* de faire rétablir ce bain dans fon ancien état ; c'eft le plus petit de tous , il peut contenir à-peu-près vingt perfonnes affifes.

Les étuves font placées à différens en-droits ; elles font plus ou moins chaudes ; elles ont la forme de caveau de pierres de taille , cimenté , élevé en voûte de la hau-teur de fix à fept pieds , & d'un contour à contenir fix à fept perfonnes à-la-fois ; avec une porte que l'on tient fermée pour arrêter les vapeurs qui émanent d'une fource prefque auffi chaude que l'eau bouillante , qui coule abondamment au bas , & qui , féjournant dans un baffin couvert d'ais per-cés , permet aux vapeurs d'entrer dans l'é-tuve ; de façon que la perfonne qui y eft expofée , eft , dans un inftant, couverte

de fueurs. Nous parlerons ailleurs des précautions à prendre pour jouir avec fruit de
la bienfaifance de ce bain de vapeurs.

Pour ce qui concerne la douche , on la
donne dans tous les bains ; ce remède , fi
falutaire , n'eft connu à *Plombières* que depuis 1617. La mefure d'une douche eft la
colonne d'eau que l'on fait tomber fur la
partie malade pendant l'efpace d'une mi-
nute. Elle s'exécute par le moyen d'un cu-
veau fufpendu , plus ou moins élevé , qui
eft percé dans fon fond , & garni d'un
tuyau qui s'ouvre & fe ferme quand on
juge à propos. Nous ferons mention ci-
après de fon utilité & de fes dangers.

L'eau ordinairement deftinée à la boiffon
des malades , eft celle du *Crucifix* ou du
chêne , & celle du *bain des Dames.* La première fourniffoit autrefois l'eau chaude à
un bain auquel on avoit donné le nom de
bain du chêne ; parce que près de la fource il y avoit un arbre_chêne. Cette fontaine eft enfermée par une grille fous les
arcades ; elle s'écoule par deux goulots , &
va tomber dans une cuvette de pierre , où

elle femble fe perdre pour aller au grand bain : c'eft fous ces arcades où les buveurs fe rendent le matin , pour y boire les eaux chaudes & fe préparer aux bains.

Cette eau ne produit aucun dégoût ; j'ai vu , l'année dernière , des malades qui outroient la boiffon , & la rendoient par le vomiffement ; un inftant après , ils recommençoient à boire , fans aucune répugnance. L'eau de la fontaine du *bain des Dames* fe boit par plufieurs perfonnes , préférablement à celle du *Crucifix*. Il eft bon , comme je l'ai quelquefois confeillé , d'en boire alternativement, c'eft-à-dire , de boire une partie des eaux à une fontaine , & le refte à l'autre ; ou , après avoir bu un ou deux jours à l'une , de faire ufage de l'autre. Ce changement , qui paroît de mince conféquence , n'eft cependant pas à négliger ; il opère favorablement ; & j'ai remarqué qu'en ufant de cette méthode , les eaux paffoient beaucoup mieux.

Avant l'année 1614 , on ne faifoit aucun ufage des eaux en boiffon ; ce fut *Henri II*, Duc de *Lorraine* , qui le premier

en prit cette année , contre le dérangement
& les douleurs de fon eftomac : comme il
en reffentit de très-bons effets , il retourna
à *Flombières* , & en continua l'ufage pendant plufieurs années. Avant ce tems , on
ne prenoit point de ces eaux en boiffon ;
elles ne fervoient uniquement qu'aux bains ,
aux étuves & aux douches.

Outre les eaux thermales , il y a encore
d'autres fources qui font ferrugineufes , &
d'autres favonneufes ; ces dernières , fans
doute , parce qu'elles paffent fur une terre
argilleufe de la couleur & de la qualité
à-peu-près du favon. Il y a deux fources
principales , l'une dans le jardin des *RR.*
PP. Capucins , & l'autre fur le chemin qui
conduit à *Luxeuil* ; elles ont leur iffue dans
le roc.

M. *Alliot* , un des Médecins de *Louis*
XIV , fut le premier qui , en 1693 , mit
en vogue les eaux favonneufes ; en forte
qu'aujourd'hui on en fait un ufage affez
conftant ; & on a remarqué qu'elles opèrent favorablement dans les maladies des
reins & de la veffie , les inflammations

d'entrailles , les chaleurs internes , &c.
Ces eaux font un peu plus pefantes que
les chaudes ; on ne les voit jamais târir ,
ni fe glacer , mais quelquefois plus abondantes , parce qu'elles ne font pas affez
défendues des eaux de pluie , qui peuvent
facilement s'y mêler ; ce qui les rend moins
efficaces , & quelquefois opaques , par le
délayement de la terre argilleufe.

Cette terre argilleufe , de la confiftance
du fuif ou du favon blanc , fe diffout facilement dans l'eau ; étant sèche , elle tient
aux lèvres , & à la langue comme la terre
figillée.

On boit les eaux favonneufes telles
qu'elles fortent de la fource ; la manière
la plus ordinaire de les prendre , eft de les
couper , non pas en les mêlant effect[i]ve-
ment avec les chaudes , comme le terme
paroît le fignifier , mais en buvant les
chaudes & les favonneufes alternativement.
On les coupe quelquefois par moitié , en
buvant un verre d'eau chaude , & enfuite
un verre d'eau favonneufe ; d'autrefois on
les coupe au tiers , au quart , felon l'état

de la maladie ; mais une attention particulière qu'il faut avoir , eſt de ne pas les
faire chauffer , & de les boire telles qu'elles
fortent de la fource , ni les mêler avec les
eaux chaudes , comme on le confeille très-
mal-à-propos à *Plombières* ; car , comme le
dit très - bien un Chymifte de nos jours ,
le moindre degré de chaleur qu'éprouvent
ces eaux , les prive de leur *gas* ou fluide
électrique , & les ramène à la qualité d'eaux
thermales fimples.

La fontaine fituée au milieu de la promenade , eſt abondante & recouverte d'une
pellicule ochreufe , qui renvoie les couleurs
de l'*iris* ; cette eau eſt limpide & d'un goût
minéral ferrugineux. M. *Nicolas* , qui l'a
analyfé , dit qu'il réfulte de fes expériences , que cette eau eſt foiblement *gafeufe* ;
qu'elle tient en diffolution environ un quart
de grain de fer par pinte ; qu'elle contient
de la terre crétacée , de la vitrifiable & un
peu de magnétie ; qu'en outre , elle tient
en diffolution environ un quart de grain de
natrum par pinte.

Toutes ces eaux font employées dans la

pratique de la Médecine ; mais en jettant les yeux fur les richeffes multipliées , en fait de fources thermales , qui font, raffemblées dans le bourg de *Plombières* , on voit qu'il y en a quantité d'autres de différens degrés de chaleur , dont l'ufage feroit très-avanta-geux. Cette abondance d'eaux thermales , répandues dans toutes les parties de ce bourg , n'eft pas une chofe ignorée des ha-bitans , ni des Médecins qui ont fréquenté *Plombières* ; mais on n'a jamais fongé à en profiter : leurs énumérations & les obfer-vations que j'ai faites fur la plûpart , méri-teroient bien qu'on y donnât une attention férieufe.

Telle eft la defcription de *Plombières* , de fes bains , de fes fontaines , &c. Difons un mot de la pefanteur des eaux , de leur chaleur ; de-là nous pafferons à l'analyfe qui en a été faite par les anciens Médecins & les modernes , qui font de ma connoiffan-ce : je rapporterai le fentiment des uns & des autres , & on jugera auquel on doit donner la préférence.

ARTICLE IV.

DE LA PESANTEUR DES EAUX , DE LEUR CHALEUR , ET DE LEUR ANALYSE.

LEs auteurs qui ont écrit fur les eaux de *Plombières* , & les expériences que j'ai faites l'année dernière , m'ont convaincu que les eaux de la fontaine du Crucifix , qui fervent de boiffon , font plus légères que celles de la fontaine du bain des Dames. Une pinte d'eau , puifée à la fource de la première , pefe moins que la même quantité de l'autre ; & celle-ci eft prefque du même poids que celle qui fort du gros goulot du grand bain.

Voici le réfultat des différentes expériences faites avec l'aréomètre.

	Degrés.	
L'eau de la fontaine du Crucifix	11	$\frac{1}{2}$
Celle du bain des Dames. . .	11	$\frac{1}{4}$
Celle du gros goulot du grand bain	11	$\frac{2}{3}$

	Degrés.

Celle du petit goulot du même bain. . . . . 11 $\frac{1}{2}$

Eau du goulot du bain neuf ou royal , près des douches. . . 11 $\frac{1}{2}$

Celle des deux robinets du même bain. 11

Celle d'un autre robinet , qui donne dans ce même bain, à côté des douches. . . . . 10 $\frac{1}{4}$

Eau du robinet qui eſt vers le grand bain , & qui jette dans le bain royal. 11

Eau ſavonneuſe des Capucins. . 9 $\frac{3}{4}$

Eau de fontaine ordinaire. . . 9 $\frac{3}{4}$

Ce qui eſt encore conſtant , eſt le degré de chaleur qu'on remarque dans ces eaux. Comme les thermomètres conſtruits avec le mercure , ſont les ſeuls dont la marche ſoit conſtante & régulière , ce ſont ceux-là que j'ai employés , pour m'aſſurer du degré de chaleur des différens bains & des fontaines ; en voici le réſultat.

Le thermomètre, appliqué pendant l'espace d'un quart-d'heure, le 15 juillet 1780, sur les dix heures du matin, précisément au goulot du grand bain, qui est au milieu du bourg, s'est porté à quarante-huit degrés.

Plongé à-peu-près vers le milieu de ce bain, le mercure est descendu à trente-quatre degrés.

Le même jour, à onze heures, plongé dans le bain des Dames, il a marqué vingt-neuf degrés & demi ; mais appliqué sous l'eau qui sort du goulot, il s'est porté à quarante-deux degrés.

Le même jour, à midi, plongé à la source du bain des pauvres, le mercure est monté à quarante degrés, & dans le milieu du bain, il est descendu à trente-deux degrés.

Le lendemain, 16 juillet, à une heure après-midi, le tems étant chaud & calme, comme le jour précédent, sans nuage, j'ai plongé le thermomètre dans le bain neuf, & il n'a marqué que vingt-quatre degrés ; mais posé sous le goulot qui est du côté des étuves, & qui, en partie, fournit l'eau

de ce bain , le mercure eſt monté à vingt-
huit degrés.

L'eau de la fontaine du *Crucifix* , qui
ſert ordinairement de boiſſon aux malades ,
a donné , le 17 juillet , à onze heures du
matin , quarante degrés.

Ces expériences ayant été répétées pluſieurs fois , le réſultat a toujours été le
mème , à peu de choſe près.

Cette différence dans la chaleur de ces
eaux , eſt un phénomène qui a exercé bien
des Phyſiciens. Entre quinze à vingt ſources que je connois à *Plombières* , je crois
qu'on auroit de la peine d'en trouver deux
qui euſſent préciſément le mème degré de
chaleur. Depuis la ſavonneuſe , qui paſſe
pour froide , c'eſt une gradation juſqu'à un
degré qui va preſqu'à l'eau bouillante. Se-
roit-ce un paradoxe de dire que ces différens degrés de chaleur ne ſont cauſés que
par le mèlange des eaux froides avec les
chaudes , en proportions différentes ?

Quelques ſources peu connues , qui ne
ſervent la plûpart qu'aux uſages domeſtiques , approchent du degré de chaleur or-

dinaire à un homme qui fe porte bien.
D'autres font encore moins chaudes , fans
être auffi froides que l'eau de fontaine ;
dans quelques-unes de celles-ci , la chaleur n'eft fenfible que pendant le froid ,
ou par le moyen du thermomètre. Ces dernières font communément regardées comme
des eaux froides ; elles font cependant plus
chaudes que l'air , pendant les chaleurs
médiocres ; puifque le thermomètre , que j'y
ai plongé différentes fois , monte encore ,
quoiqu'il ait été expofé à l'air.

S'il eft difficile de donner une raifon fatis-
faifante des différens degrés de chaleur que
l'on obferve ; il eft encore bien plus fur-
prenant de trouver , dans la même fource ,
une variété de chaleur ; c'eft cependant ce
qu'on remarque conftamment dans la hauteur de la liqueur du thermomètre , qui
nous fait voir une différence fenfible : cet
effet arrive aux approches de la pluie.

Cette variation de chaleur dans les eaux ,
dépendroit-elle de la variation du poids de
l'atmofphère ? Les épreuves qui ont été faites par de bons obfervateurs , & que j'ai

faites moi-même après eux , ,femblent le confirmer ; car il eft conftant que ces eaux font plus chaudes aux approches de la pluie , & moins chaudes aux approches du beau tems.

Toutes ces eaux font cryftallines & auffi tranfparentes que l'eau de roche la plus limpide ; elles n'ont aucune odeur fenfible & diftincte ; elles ne caractérifent aucune faveur ; elles ne laiffent aucun dépôt ; il ne fe fait aucune précipitation dans les bouteilles dans lefquelles on les conferve ; rien ne s'attache au verre , qui refte auffi tranfparent que s'il n'y avoit eu que de l'eau de fontaine la plus claire ; elles ont quelque chofe d'onctueux au toucher ; cette onctuofité eft plus marquée dans les eaux favonneufes , que dans les chaudes. Mais entre celles-ci, celles qui ont le plus de chaleur , m'ont paru avoir une onctuofité plus fenfible.

Tout l'extérieur ne nous apprend rien de ce qu'elles contiennent , & on ne réuffit guères mieux en les analyfant , parce que les analyfes chymiques font fouvent trompeufes

peufes (à moins qu'elles ne foient faites par les grands maitres) & qu'elles font peu propres à nous découvrir exactement ce qu'il y a dans les mixtes ; car de les précipiter , l'adhéfion du précipitant altère notablement la figure , la couleur , la grandeur & la quantité de leurs parties. Il faut encore craindre que par l'évaporation , les parties volatiles , ou le *gas* , qui fait peutêtre leur plus grande efficacité , ne fe diffipe & ne laiffe que des fubftances groffières , très-altérées , fur lefquelles il eft auffi difficile de tabler jufte , que fur celles qu'on efpère par une diftillation ou par la calcination.

Par d'autres épreuves ordinaires fur les eaux , & d'autres examens très-exacts que j'ai vu faire & que j'ai faits moi-même ; comme des infufions de bois de bréfil , de mirobolans , d'écorce de grenade , de noix-de-galles , de fleurs de rofes , de feuilles de chêne , de firop violat , &c. on n'y a remarqué aucune teinture , que celle qui arrive dans l'eau commune , ni aucune efferveſcence , ni précipitation par leur mélange avec les alkalis fixes ou volatils.

C'eſt donc en vain qu'on a cherché, par ces moyens, à pénétrer la nature des eaux, à en démêler les principes, à en ſéparer les parties, enfin à définir & à connoître exactement ce qu'elles contiennent : nous ferions preſque tentés de croire que toutes ces recherches paroiſſent avoir plus de va- nité que de mérite, plus de préſomption que d'utilité. Les analyſes qui ont été faites de ces eaux, étant contradictoires, quelle induction favorable pouvons-nous en tirer en faveur de leurs auteurs ? Des réflexions plus ſimples, guidées par l'expérience & l'obſervation, auroient été plus avanta- geuſes.

Malgré les efforts qu'on a faits, & les peines qu'on s'eſt données, il ſemble, dit un Savant de nos jours, qu'on eſt encore éloigné d'avoir ſur cet objet important toute la certitude & les connoiſſances dont on auroit beſoin. Cela n'a rien d'éton- nant ; car ces ſortes d'analyſes ſont peut- être ce qu'il y a de plus difficile dans la Chymie.

La raifon en eſt , que preſque toutes les eaux minérales ſont un aſſemblage de différentes ſubſtances , qui , toutes réunies avec l'eau , peuvent former les unes avec les autres des combinaiſons ſans nombre & preſqu'à l'infini. Il arrive ſouvent que quelques-uns des principes d'une eau minérale ſont en ſi petite quantité , qu'on peut à peine les appercevoir , quoiqu'ils ne laiſſent pas d'influer beaucoup ſur les vertus de l'eau , & ſur l'état des autres principes qu'elle contient.

Les opérations chymiques , auxquelles on eſt obligé d'avoir recours pour analyſer les eaux minérales , ſont quelquefois capables d'occaſionner des changemens eſſentiels dans les ſubſtances mêmes qu'on cherche à reconnoître ; & ce qui eſt encore plus remarquable , ces eaux ſont ſuſceptibles d'éprouver elles-mêmes , par le mouvement , par le tranſport , par le repos , par la ſeule expoſition à l'air , des changemens ſi conſidérables , qu'elles deviennent méconnoiſſables.

Il eſt très-vraiſemblable auſſi que les variations de l'atmoſphère , les changemens qui peuvent arriver dans l'intérieur de la terre , la jonction occulte d'une nouvelle source d'eau minérale ou d'eau pure , enfin l'épuisement des minéraux , dont l'eau tire ses principes , sont autant de causes qui dénaturent , de tems en tems , les eaux minérales.

Doit-on s'étonner , d'après ces considérations, qui sont justes , des différences qu'on ne trouve que trop fréquemment dans les résultats des analyses qu'ont fait successivement des Chymistes , dont on ne peut cependant soupçonner , ni la capacité , ni l'exactitude ?

Les conséquences qu'il faut tirer de tout cela , sont que l'examen des eaux minérales est un travail des plus difficiles , & même des plus ingrats ; qu'il ne peut être bien fait que par les Chymistes les plus profonds & les plus exercés ; qu'il demande à être répété un grand nombre de fois & dans différens tems sur les mêmes eaux ; qu'enfin il est presqu'impossible de donner des règles fixes & générales sur ces sortes d'analyses.

Il faut cependant avouer qu'après l'évaporation des eaux chaudes , il y reſte une
matière légère , de couleur grisâtre , quelque peu ſalée , & en très-petite quantité ;
laquelle , ſi elle eſt diſſoute , filtrée & évaporée juſqu'à ſiccité , conſerve véritablement le goût & l'apparence d'un ſel qui
ne fait aucune efferveſcence avec les alkalis , mais ſeulement avec les acides , que
l'on ne peut appeller ſûrement du nom
particulier d'aucun ſel , pas même du ſel
gemme , quoiqu'à-peu-près pareil , mais bien
éloigné d'avoir quelque choſe de commun
avec le nitre , le vitriol , l'alun , &c. comme
quelques-uns le croient ; d'où l'on doit
conclure que c'eſt véritablement un ſel préparé , élaboré , formé par la diſpoſition &
le mouvement propre & naturel aux eaux
thermales. Il a plu aux Chymiſtes de le déſigner ſous le nom de *natrum* ; parce qu'à
la vérité , le ſel alkali , qui ſe trouve dans
les eaux thermales , a beaucoup de rapport avec le *natrum* , qui eſt un ſel alkali
terreux.

Examinons maintenant les analyſes qui

ont été faites en différens tems , & nous n'aurons pas de peine à concevoir combien les unes font erronées , & les autres peu fatisfaifantes. Nous pouvons cependant diftinguer celle de M. *Nicolas* , qui paroît avoir été exécutée avec beaucoup d'intelligence ; & comme ce Chymifte eft très-éclairé , nous fommes portés à croire 'qu'il eft le feul qui ait peut-être atteint le but. Je rapporterai fans partialité l'extrait des unes & des autres analyfes ; ce fera aux favans à apprécier & à juger de leurs qualités.

Par les premières analyfes , faites en 1721 , par les ordres de *S. A. R. le Duc Léopold* , on a remarqué que les fubftances minérales , que les eaux contenoient , participoient de parties métalliques , fpiritueufes , falines , fulphureufes , bitumineufes , terreufes & fixes. On a obfervé que l'eau de la fontaine du *Crucifix* ou du *chêne* contenoit moins de fel que les autres ; mais qu'étant plus fpiritueufe , elle étoit la meilleure. De huit livres de cette eau diftillée au feu de fable , il eft refté au fond

du vaiffeau une fubftance faline & ter-
reufe, qui , ayant été filtrée & évaporée ,
a donné deux fcrupules de fel , & douze
grains d'une terre brune & grisâtre , infipide & fans odeur , qui , étant mife fur des
charbons ardens , a exhalé une odeur de
foufre très-défagréable : le fel avoit peu de
falure , d'âcreté , de ftipticité & d'amertu-
me ; il étoit plus foluble qu'un fel lixiviel
ordinaire ; il a été confidéré comme étant
d'une nature moyenne entre le fel fixe &
le fel volatil.

La fource du bain des Dames contient ,
felon la même analyfe , dix grains de fel
cryftallifé , indiffoluble à l'air & dans
l'eau , infipide au goût.

La fource des eaux du grand bain , qui
eft à découvert au milieu du bourg , contient une matière volatile, condenfée comme
un cryftal minéral.

Par les mêmes opérations , on a remarqué que dans le fel volatil il y a deux portions différentes ; l'une eft le fel fixe , dont
la partie la plus affinée eft fulphureufe , fe
condenfant au froid & à l'humidité en fi-

gure uniforme ; l'autre principe eſt un ſoufre bitumineux : ce ſoufre bitumineux eſt
chargé , dit-on , de trois portions différentes , dont la première eſt la plus grofſière , intimement jointe avec le ſel fixe ,
qui ſe tire par l'évaporation ; ce qui le
rend très-difficile à deſſécher ; on l'exprime
par la calcination du ſel , alors il devient
blanc.

La ſeconde partie de ce ſoufre eſt celle
qui s'attache , comme une huile figée , aux
parois des vaiſſeaux , de rencontre ſupérieur
pendant la circulation de l'eau ſpiritueuſe ;
celle-ci eſt inflammable. Ayant fait évaporer
cinq pintes & demie d'eau ſpiritueuſe , contenues dans la cucurbite , avec leſquelles
on avoit commencé les opérations , le réſidu s'eſt trouvé contenir 68 grains de ſel
noir bitumineux , réſolvable à l'air , d'un
goût ſalé , agiſſant comme les alkalis ſur
les acides du ſoufre.

Poſtérieurement à cette analyſe , d'autres
Chymiſtes eurent recours à d'autres procédés , pour bien connoître la nature des
eaux. Ils mirent dans une cucurbite exac

tement lutée , deux pintes de la fontaine du *Crucifix*; dans une autre, deux pintes de l'eau la plus chaude du *grand bain*; & dans une troifième , une pinte & demie de la fource du *bain des Dames.*

Pour commencer la diftillation , ils pla-cerent ces trois cucurbites fur un feu de fable gradué; ils l'augmenterent peu-à-peu , jufqu'à l'ébullition de la liqueur. Par cette première opération , ils recueillirent environ la huitième partie du plus fubtil de la liqueur , qui tomba dans le récipient.

Les vaiffeaux refroidis & délutés , la liqueur fe trouva infipide , n'ayant aucune odeur, parce que la partie volatile de cette eau fe trouvoit encore enveloppée de trop de parties aqueufes & fluides , qui l'empêchoient de fe faire fentir.

Ayant fait évaporer le réfidu qui étoit au fond des cucurbites , & qui s'étoit confervé fort clair, il fe trouva dans la réfidence quatre fcrupules de fel noirâtre , un peu falé au goût, qui a paru tenir de l'alkali, agiffant légérement fur les acides du vitriol, du foufre , du vinaigre , & a changé en

couleur jaune ; la diſſolution du ſublimé
corroſif en l'eau commune , comme font
tous les ſels alkalis des plantes , & l'a précipité. Ce ſel contenoit du ſoufre bitumineux , qui le rendoit noir & onctueux ; &
par le filtre , il y avoit très-peu de terre.

Après avoir réitéré ſéparément la diſtilla-
tion de la liqueur qui s'eſt trouvée dans le
récipient des trois alambics , ils en ont
tiré environ un quart du plus ſubtil , qu'ils
ont luté & enfermé dans un matras à long
cou , & les deux autres dans des vaiſſeaux
de rencontre bien lutés , pour les faire
circuler pendant deux jours à feu égal ; la liqueur , contenue dans le matras , eſt montée
en partie dans le chapiteau , & tombée dans
le récipient ; & n'y reſtant plus qu'environ
un demi-verre de la liqueur au fond du
matras , qui commençoit à s'épaiſſir & à ſe
fixer , le vaiſſeau ſe caſſa , & la liqueur ſe
répandit dans le ſable ; on retira le vaiſſeau
du feu ; & ayant amaſſé ce qui s'étoit cryſtal-
liſé en forme de ſel autour du fond du
vaiſſeau , & l'ayant goûté , il ſe trouva inſi-
pide & indiſſoluble à l'air & dans les liqueurs.

Pour un troisième procédé , on enferma la liqueur , qui étoit montée de cette diftillation , dans un nouveau matras ; & l'ayant placée fur le fable chaud , le plus fpiritueux monta d'abord comme une liqueur épaiffe , ou un firop bien cuit : on continua ce feu , jufqu'à ce que cette matière eût été entiérement fixée en petite maffe , en façon d'un cryftal minéral de couleur de rofe.

Le dernier vaiffeau s'étant encore caffé par l'action du feu , ce qui s'étoit fixé ayant pris l'air , s'eft humecté & rendu liquide ; ce qui obligea à le deffécher de nouveau , pour l'enlever aifément : on enferma cette matière dans une phiole bien bouchée ; elle fe trouva auffi cauftique que la pierre à cautère , brûlant la langue , étant appliquée deffus. La matière , qui fe trouva au fond du matras , ne produifit aucune effervefcence , mêlangée avec les efprits acides de vitriol & de foufre , & il ne s'en fuivit aucune diffolution ; elle changeoit en jaune la diftillation du fublimé dans l'eau commune , le précipitoit & y caufoit une parfaite diffolution , comme font tous les fels alkalis des plantes du vrai nitre ; elle ne coaguloit point la liqueur de l'huile de tartre par défaillance , comme fait le borax , le vitriol & l'alun.

On fit évaporer la quantité de vingt pintes d'eau de la fource de la fontaine du *Crucifix* ; & lorfqu'il n'en refta plus qu'environ une pinte , on la filtra , pour en féparer la terre qui s'eft trouvée pefer dix grains ; ayant enfuite fait évaporer le refte jufqu'à ficcité , la réfidence faline s'eft trouvée pefer trois gros , qui tenoit de l'alkali , & produifit une effervefcence fenfible , étant mêlangé avec les efprits acides de vitriol & de vinaigre ; il changea la diffolution du fublimé corrofif dans l'eau commune , en couleur nacarate un peu jaune : ce fel étoit légérement falé , & contenoit très-peu d'acidité.

Après l'évaporation de vingt pintes d'eau de la fontaine favonneufe , la réfidence n'a produit que vingt grains de fel fixe , & deux grains de terre.

M. *Charles* , Médecin à *Befançon* , fit , en 1733 , l'analyfe des eaux de la fontaine

du *Crucifix*, dont nous venons de parler :
il prit quatre livres de cette eau, qui lui
produifirent feize grains de fel alkali, c'eft-à-
dire, quatre grains par livre péfant d'eau.
Quant au fédiment qui fe trouve au fond
du baffin de la même fource, il dit que,
mis fur la langue, il y fait la même impreffion à-peu-près que le fel commun ;
qu'expofé à l'air, il fe fond ; & fi on l'approche de la pierre d'aiman, on remarque
que l'aiman en détache quantité de particules de fer, *&c.*

Je paffe fous filence les autres analy-
les, telles que celles de *Berthemin*, de
Richardot, *&c.* pour en venir à celles de
M. *Lemaire*. Ce Médecin paroît avoir fait
des efforts, & avoir donné une attention
particulière pour une bonne analyfe. Il eft
vrai que de fon tems la Chymie étoit encore
bornée ; cependant on lui doit la juftice qu'il
a travaillé avec beaucoup d'exactitude : il
a fait évaporer ces eaux à trente reprifes
différentes, tant dans un alambic, pour en
ramaffer toutes les parties, que dans des
vaiffeaux ouverts, pour n'avoir que la ré-

fidence feule ; voici ce qu'il a conftamment obfervé.

Les eaux étant réduites à la douzième ou quinzième partie de leur volume , il commençoit à paroître fur la fuperficie une pellicule , comme dans les évaporations que l'on fait pour la cryftallifation des fels ; en continuant cette évaporation , cette pellicule s'épaiffiffoit de plus en plus ; enforte qu'il auroit été facile d'en enlever quelques morceaux , fi l'on en avoit fait évaporer une très-grande quantité , comme celle de quarante à cinquante livres. Ces morceaux avoient beaucoup de reffemblance , par leur couleur , à un talc mince & délié ; fous cette pellicule on appercevoit une matière grisâtre , ou des efpèces de flocons couleur de cendre , qui étoient , en quelque manière , femblables à du coton haché ; l'eau qui étoit fous cette pellicule , & dans laquelle ces flocons nageoient , avoit une faveur urineufe , qui caufoit des naufées & du dégoût , quand on en avaloit.

En continuant l'évaporation jufqu'à ficcité , cette pellicule , ne pouvant fe foutenir , fe brifoit par parcelles , & tomboit fur une matière femblable à de la cendre , par fa couleur & fa confiftance ; les molécules de cette matière étoient larges , plates , ou formées en petites feuilles prefque femblables à la terre foliée de tartre.

L'eau étant entiérement évaporée , & la maffe reftant defféchée , cette pellicule , brifée en petits morceaux , n'avoit aucune odeur , ni faveur diftincte ; quand on la mettoit fur la langue , elle faifoit feulement fentir une efpèce d'érofion très-légère ; fi on la mettoit fur des charbons ardens , elle ne fumoit point , ne jettoit ni flamme ni étincelle ; elle ne pétilloit point , ne formoit point de bulles , ne répandoit aucune odeur , & ne fe diffipoit point ; elle devenoit feulement un peu blanche & plus friable ; elle ne fermentoit , ni avec les acides , ni avec les alkalis : ces fels ne formoient aucun changement avec eux.

Il n'en étoit pas de même de cette portion de la maffe reftante , qui reffembloit à de la cendre ; mife fur la langue , elle excitoit une impreffion de fel affez forte , fuivie de dégoût & de naufées ; l'arrière-goût en étoit urineux , fans acrimonie con-fidérable.

Cette portion de réfidence , mife fur des charbons ardens , ne donnoit ni fumée ni flamme ; elle ne décrépitoit point , ne fe liquifioit pas , ne formoit aucune bulle , enfin ne fouffroit aucun changement fenfi-ble ; mêlée avec des acides , foit végétaux , foit minéraux , il s'en fuivoit une fermen-tation très-fenfible , accompagnée de bruit , de gonflement de la matière & d'une infi-nité de bulles ; en un mot , il arrivoit une vraie efflorefcence. Le vinaigre , verfé fur cette matière , acquéroit une couleur bru-ne , & prenoit une faveur ftiptique & fer-rugineufe : cette feule expérience prouve la nature alkaline de cette réfidence.

Toute la différence que M. *Lemaire* a pu remarquer entre la matière qui refte après l'évaporation des eaux prifes dans différen-tes fources , confifte en ce que les eaux les plus chaudes , comme celles des étuves & du grand bain , laiffent, par livre d'eau un grain ou un grain & demi de matière

de

de plus que celles qui font moins chaudes ; telles que celles du *Crucifix* & de la fontaine des *Dames :* les plus chaudes ne lui ont jamais donné qu'environ treize grains pour trois livres d'eau.

Il fe forme une concrétion blanchâtre aux côtés des bains , particulièrement du grand , de même qu'aux extrémités des robinets des eaux chaudes , que quelquesuns ont prife pour du foufre , pour ne pas l'avoir bien examinée ; d'autres pour du fel de tartre : il y en a fi peu , que le contour du grand bain pourroit à peine en fournir foixante grains. Cette concrétion eft infipide & fans odeur ; fi on la met fur des charbons ardens , elle ne jette ni fumée ni flamme ; elle ne pétille pas , ne forme aucune bulle ; elle fe calcine fimplement , & devient un peu plus friable.

Enfin , par les différentes obfervations qu'il a faites , il confte 1_0. que les minéraux contenus dans les eaux de *Plombières* , font d'une nature alkaline fixe ; parce que s'ils étoient volatils , ils s'échapperoient pendant l'évaporation ; & loin qu'on pût les con-

E

centrer & augmenter leur proportion avec le principe aqueux , on la diminueroit par la diffipation des fubftances volatiles ; 2°. que la raifon pour laquelle elles ne reçoivent que très-peu de changement par le mélange des différens corps dont on fe fert, pour en découvrir la nature , eft que le minéral y eft en très-petite quantité. En effet, après avoir fait évaporer l'eau de la fource la plus chaude jufqu'à ficcité , il s'y eft trouvé feulement quatre grains de réfidence concrète pour chaque livre d'eau ; de forte qu'afin d'en avoir une quantité fuffifante pour les épreuves à faire , on eft obligé d'en faire évaporer une grande quantité. M. *Lemaire* en a quelquefois fait évaporer jufqu'à quatre-vingt livres en une feule fois.

M. *Nicolas* , maître en pharmacie à *Nanci* , après plufieurs expériences faites avec le firop violat , les fleurs de mauve , la noix-de-galles , les alkalis fixes & volatils , &c. a fait évaporer vingt pintes de cette eau dans une terrine de grès ; après deux tiers d'évaporation , la furface de la liqueur s'eft trouvé couverte d'une pellicule fale ; il a continué l'évaporation dans une capfule de verre ; & étant près de fa deffication , elle a pris une confiftance firupeufe , fans rien perdre de fa tranfparence. L'évaporation achevée, il eft refté dans la capfule un réfidu d'un blanc fale , pefant cent quinze grains ; ce qui fait cinq grains trois quarts par pinte d'eau. Sur trente grains de ce réfidu , ayant jetté peu-à-peu deux gros de vinaigre dif-tillé , il s'eft fait une vive effervefcence. Pour s'affurer de quelle nature étoit cette fubftance , il a jetté , dans du vinaigre dif-tillé , trente autres grains du réfidu ; & après avoir étendu la liqueur avec un peu d'eau pure , il l'a filtrée , & il a enfuite verfé dans une partie , de l'huile de tartre par défaillance ; & dans l'autre , de l'alkali volatil fluor : il s'eft fait une légère décompofition & précipitation ; ce qui prouve , dit-il , que ce réfidu contient un peu de terre , fur laquelle l'acide végétal a action.

Après avoir raffemblé les deux réfidus , que le vinaigre n'avoit pu diffoudre , il a verfé deffus , de l'acide vitriolique , qui a

encore occafionné un mouvement d'effervefcence ; la diffolution, étendue dans un
peu d'eau diftillée , il y a verfé un peu
d'alkali fixe , très-pur en liqueur ; ce qui
a occafionné un précipité blanc , fous la
forme d'un *magma*, qui , étant examiné,
s'eft trouvé être de la nature de la terre
alumineufe.

L'autre partie de ce réfidu , n'ayant pas
été diffoute par les acides, a été mife dans
un creufet expofé à un feu violent pendant
deux heures , après lefquelles la matière
étoit divifée en plufieurs cryftaux ; ce qui
avoit produit une efpèce de porcelaine ,
affez dure pour donner des étincelles avec
l'acier ; ce qui démontre, dit-il , que la
terre contenue dans les eaux chaudes , eft
de nature argilleufe & vitrifiable.

Des cinquante-cinq grains du premier
réfidu qui reftoient, il en a mis la moitié dans un verre , & a verfé par-deffus
de l'acide vitriolique. La faturation achevée,
& après y avoir ajouté un peu d'eau diftillée , il l'a filtrée , & expofée à l'évaporation infenfible ; elle a donné des cryf-

taux de fel de *glaubert*, qu'il a reconnus être de la félénite à bafe vitrifiable.

Les vingt-fept autres grains & demi foumis à l'ébullition dans une once d'eau diftillée, & la liqueur filtrée, & expofée enfuite à l'évaporation fpontannée, a fourni des cryftaux de *natrum* ; de-là il conclut que cet alkali eft dans les eaux minérales dans un état particulier.

Par les procédés analytiques qu'il a employés, il a jugé que les eaux thermales de *Plombières* étoient abfolument de la même nature que celle qui fort du gros goulot du grand bain.

„ Les conféquences à tirer de ces ana-
„ lyfes, font, dit-il, 1o. Que toutes les
„ eaux chaudes & tempérées font de même
„ nature. 2°. Qu'elles ne tiennent en dif-
„ folution aucune fubftance métallique, ni
„ fel neutre. 3°. Qu'elles contiennent de-
„ puis environ deux grains, jufqu'à deux
„ grains & demi de *natrum* par pinte. 4o.
„ Qu'elles contiennent de la terre de diffé-
„ rente nature, favoir : celle dont on fait
„ la porcelaine, c'eft-à-dire, vitrifiable

» en partie , en partie réfractaire ; de la
» terre calcaire & de la magnéfie. 5o. Que
» les différentes efpèces de terre , conte-
» nues dans ces eaux , pourroient fort
» bien n'être que le produit de la décom-
» pofition d'une matière fpathique , fur la-
» quelle l'eau a un peu d'action. »

Je paffe actuellement à la caufe de la chaleur des eaux de *Plombières*. Cette quef-tion eft , à la vérité , moins utile aux ma-lades , que leur guérifon ; elle ne fera ce-pendant pas tout-à-fait indifférente , fi elle peut contribuer à leur fatisfaction. Mais comment expliquer la caufe de cette cha-leur ? Il faudroit avoir quelque chofe de plus précis & de plus certain que ce qui s'eft dit jufqu'à préfent fur une matière auffi obfcure , pour fatisfaire des perfon-nes éclairées.

La chaleur des eaux eft-elle produite par quelques feux fouterreins , qui agiffent im-médiatement fur elles , ou fur la terre , à travers laquelle elles coulent , & qui leur impriment cette qualité , comme le préten-dent différens auteurs , tels que *Platon* ,

Aristote, *Pline*, *Baccius*, *Fallopius*, *Bourdon*, *Kircher*, & quantité d'autres?

Mais d'où vient ce feu? quel est son aliment? d'où vient l'air qui le soufle? par où s'évapore-t-il? comment se peut-il faire que les eaux conservent toujours le même degré de chaleur? Si le soufre, le bitume, l'alun, entretiennent ces feux souterreins, qui est-ce qui les renouvelle? pourquoi ces eaux ne conservent-elles pas l'odeur de ces matières?

Est-il possible, pour expliquer cette chaleur, de recourir à une communication établie avec les volcans, dont la fureur ne se développe que par accès? La chaleur de la *Solfatarre*, de *Pouzzols*, celle des bains chauds qui en sont voisins, est toujours égale; leurs effets sont les mêmes, quelque soit l'état du *Vésuve*, qu'il soit tranquille ou furieux. Il n'y a donc point de communication, comme on le croyoit, avant qu'on eût bien observé ces phénomènes. Ce seroit aujourd'hui une absurdité d'avancer un pareil système; & je suis, on ne peut pas plus étonné que M. *Nicolas*, (*Analyse*

des Eaux de Plombières) avance ce paradoxe, & adopte cette opinion ridicule. „ De tou-
„ tes les opinions , dit-il , celle qui a été
„ plus généralement adoptée par les Chy-
„ miftes & les Naturaliftes , eft celle qui
„ attribue la chaleur des eaux minérales à
„ des volcans , ou à des maffes de char-
„ bons de terre enflammés. En effet, con-
„ tinue-t-il, cela paroît affez probable, &c. „

Il ne faut pas beaucoup d'efforts d'efprit pour détruire cette propofition. Les voyageurs , qui ont vu le *Mont-Etna* en *Sicile* , le *Mont-Véfuve* proche *Naples* , le *Mont-Écla* en *Irlande* , & beaucoup d'autres dans différentes parties du monde , nous affurent que , de tems en tems , ils vomiffent des fleuves de feu. La chofe eft indubitable , & s'explique facilement ; mais dans ces montagnes , le feu ne dure pas toujours ; il s'éteint dès que les matières font épuifées : cette flamme a befoin d'aliment & d'air pour fe nourrir , & de jour pour s'évaporer. Si l'orifice de la montagne vient à fe fermer , la flamme fait effort pour le rouvrir ; & fi fes efforts font impuiffans , elle s'étouffe & s'éteint. Ces réflexions ne nous permettent pas d'admettre cette hypothèse ; parce que la chaleur des eaux de *Plombières* est constante & perpétuelle, toujours à-peu-près égale. On ne voit à *Plombières*, ni aux environs, aucune mine où il y ait du soufre, du nitre, du bitume, *&c.* comme on en voit au pied du *Véſuve*. D'ailleurs, c'est qu'à *Plombières*, & dans le voisinage, il y a un grand nombre de sources d'eaux froides ; ce qui prouve que la matière qui cause la chaleur des eaux thermales dans les sources où l'on boit, & où l'on prend le bain, n'est pas répandue dans tout le terrein de ce bourg, mais seulement en certains endroits, & qu'on voit, à une très-petite distance l'une de l'autre, des sources d'eaux chaudes, & d'autres d'eaux froides ; on voit même à *Luxeuil*, une source d'eau chaude, sourdre au milieu d'un étang d'eau froide.

On conçoit aisément que les eaux qui font dans le voisinage des volcans, peuvent en recevoir de la chaleur ; mais on ne se persuade pas aussi facilement que celles dans le voisinage desquelles on n'a jamais apperçu aucun vestige de feu souterrein, comme celles de *Bourbonne*, de *Luxeuil*, de *Bains*, de *Plombières*, &c. où on n'en a jamais soupçonné, soient échauffées do la même façon. On accorde que ce moyen peut rendre raison de ce phénomène ; mais il ne suffit pas que la chose soit possible, pour conclure qu'elle existe ; il faut encore des preuves convaincantes.

C'est trop nous arrêter sur cet objet, pour renverser un édifice si mal étayé ; il est si ruineux, qu'il tombe de lui-même, à la moindre réflexion : c'est le desir de passer pour savant, qui a enfanté un pareil système.

Supposerons-nous vrai le sentiment de *Paracelse*, renouvellé par *Richardot*, qui prétend que ces eaux sont chaudes natu- rellement, comme celles de la mer, des rivières & des fontaines, sont salées, froi- des ou fraîches ? Ce système de *Richardot* ne nous apprend rien ; car dire que les eaux sont chaudes, parce que Dieu l'a voulu ainsi, ce n'est raisonner ni en Médecin ni en Philofophe. Tout pieux que foit ce fentiment, il ne donne pas la caufe prochaine & immédiate de cette chaleur. On fait bien que Dieu eft la première caufe de tous les effets naturels ; mais quelle eft la manière dont Dieu produit ces effets ? C'eft à quoi la vraie Philofophie s'applique.

La pierre de chaux eft-elle la vraie caufe, l'origine de la chaleur des eaux thermales? Et fuppoferons-nous qu'il en exifte dans les montagnes de la Vôge, qui communiquent à l'eau la même chaleur que quand on jette de l'eau fur la chaux vive, fans qu'il foit néceffaire que les matières foient enflammées, leur efflorefcence étant fuffifante, fans ignition ? Mais il n'eft pas poffible de prouver, ni même de fuppofer ces pierres de chaux dans le centre de la terre : ces pierres ne font pas naturelles ; & quand on les y fuppoferoit, elles ne pourroient fubfifter long-tems ; elles s'éteindroient bientôt. Comme la chaleur de la chaux s'éteint affez vite, & que cette pierre s'affaiffe confidérablement, lorfqu'elle

eſt éteinte ; ainſi le terrein , où on l'a
ſuppoſée , devroit s'affaiſſer ſenſiblement ,
à meſure que la chaux ou des matières,
ſemblables ſeroient fondues ou refroidies.

Suivrons-nous le ſentiment de *Liſter* ,
qui attribue la chaleur des eaux minérales
aux pierres de feu ou de fuſil (pyrites ?)
Mais il n'y a , dans nos montagnes, point
de pierres de cette qualité.

Croirons-nous avec quelques-uns , qu'un
fluide igné , trouvant en quelque partie
de la terre un amas de matières ſulphu-
reuſes & métalliques , jointes à une certaine humidité , les met en fermentation ,
& que leur chaleur égale dépend de l'action continuée de ce même fluide ſur les
matières qui , à meſure qu'elles ſe déve-
loppent par l'évaporation , ſont reproduites
de nouveau par le mouvement général , qui
les raſſemble à leurs parties ſimilaires , dans
certains endroits de la terre , plutôt que
dans d'autres ?

Eſt-ce une explication ſenſible & ſatis-
faiſante de ce phénomène , qui ſubſiſte dans
le même état , depuis une ſi longue ſuite

de siècles ? Il n’est pas possible de l’admettre.

Certains Physiciens donnent pour cause
de la chaleur des eaux, les fermentations
qui se font dans la terre, par le moyen
de certains sels ou soufres, ou autres matières auxquelles les eaux venant à se mêler, s’échauffent & se fermentent, à-peu-
près comme nous voyons cet effet arriver
dans la chaux vive, dans la limaille d’a-
cier mêlée avec du soufre, dans l’étain pur
avec le sublimé, dans l’antimoine avec
l’eau-forte, &c. Toutes ces différentes matières, mêlées dans l’eau commune, fermentent avec elle, & y produisent de la
chaleur.

On ne trouvera pas, à la vérité, dans
le centre de la terre, des matières ainsi
préparées, pour échauffer les eaux qui
y coulent, ou qui y sont amassées. Mais
qui osera assurer qu’il ne peut pas s’y ren-
contrer certaines matières qui auront quelque rapport avec celles-là, & qui seront
propres à produire les mêmes effets ? Per-
sonne, à ce que je pense, ne s’avisera de

le dire. Quoi qu'il en foit, ce fyftême eft, fans contredit, le plus plaufible de ceux qu'on a propofés fur la chaleur des eaux de *Plombières*; pour en donner la folution, il faudroit prouver qu'il y a en effet dans nos montagnes, ou dans leur voifinage, des matières capables de s'échauffer par le mélange des eaux. Mais l'Auteur de la nature ne nous a pas encore découvert les myftères de fes opérations à cet égard. Nous ignorons la manière dont fe fait cette admirable effervefcence; pourquoi, depuis tant de fiècles, la matière qui la caufe, ne s'épuife point; comment cette chaleur conferve une activité conftante & perpétuelle, de façon qu'elle eft toujours la même, ou très-à-peu-près, le jour & la nuit, l'hiver & l'été, & que l'on voit à très-peu de diftance deux ou trois fources, l'une chaude, l'autre tiède, & une troifième froide.

La fermentation nous paroît cependant le moyen le plus foutenable pour rendre raifon de ce phénomène. Elle peut fe faire dans le filence, fans aucun tumulte, &

fans qu'on s'en apperçoive. Il nous refte à rapporter quelques preuves qui femblent appuyer ce fentiment. (*)

M. *Lemaire*, qui a été un obfervateur très-exact, a remarqué plufieurs fois dans les rochers de *Plombières*, d'où fortent les fources, des indices de fermentation. „ J'ai „ eu occafion , dit-il , de remarquer des „ veftiges peu douteux d'une fermentation „ dans la veine favonneufe que je fis creu- „ fer en 1719. J'ai eu lieu d'obferver la „ même chofe dans les veines d'eau tiède ; „ que l'on découvrit en coupant la mon- „ tagne qui eft au nord de *Plombières* , „ pour faire la chauffée d'*Épinal*. J'ai vu „ des marques d'une fermentation parfai- „ tement femblable aux précédentes , dans

---

(*) Je ne fuis pas du nombre de ceux qui fe piquent de tout expliquer , & qui fe croient déshonorés d'a- vouer que la nature a des myftères qu'ils ne com- prennent pas. J'avoue ingénuement que le fyftême que je propofe , a de la vraifemblance ; mais la fer- mentation eft-elle bien la vraie caufe de la chaleur des eaux minérales ? Je le crois ; mais ai-je raifon ? c'eft ce que décideront des plus favans que moi.

„ le rocher d'où fort l'ancienne fontaine
„ favonneuse , lorfqu'on coupa ce rocher ,
„ en faifant la chauffée de *Franche-Comté*. „

Je ne doute pas , dit un Savant , que fi l'on fuivoit de près cette découverte , on ne parvînt à la connoiffance certaine de la caufe de cette chaleur , qui , depuis tant de fiècles , fait l'objet des recherches , & l'admiration des curieux.

Ce qui paroît encore confirmer que la chaleur des eaux thermales eft due à la fermentation , eft l'obfervation d'un Médecin qui , parcourant les montagnes des *Alpes* , s'arrêta dans une colline où il y avoit une fontaine d'eau chaude ; il fit ouvrir la terre , en remontant jufqu'à la fource ; y étant parvenu , il trouva une eau claire , un peu falée , & légèrement acide , froide & fans chaleur ; mais il remarqua que cette même eau , paffant à travers une mine métallique , fulphureufe & fixe , excitoit une ébullition très-forte , en forte qu'elle devenoit chaude. De cette obfervation , ce Médecin conclut , avec affez de raifon , que la chaleur des eaux minérales

provient

provient de l'effervefcence continuelle qui fe fait dans les eaux qui paffent à travers des veines métalliques , fulphureufes , falines , &c.

Si les faits que je viens de rapporter , font vrais , comme nous devons raifonnablement le préfumer , nous ne pouvons douter que les eaux thermales ne contractent leur chaleur par leur mélange avec des parties falines , &c. qui fe trouvent dans les montagnes ou dans les autres lieux , à travers lefquels elles fe filtrent & fe font paffage.

Nous fommes donc portés à croire que les eaux de *Plombières* doivent leur chaleur à des caufes femblables ; & nous penfons que les matières , dont ces eaux font imprégnées , ne font que des fragmens , des portions détachées des corps qui les ont échauffées , foit par leur déflagration , foit par leur fermentation.

Il fe préfente ici une difficulté , c'eft que cette eau ne târit jamais , & coule toujours également. La raifon en eft que , dans l'intérieur des montagnes , il y a des réfervoirs immenfes , d'où l'eau ne s'écoule que par

F

le fond (*). On ne peut douter de cette vérité, en réfléchiffant fur la forme de celles de *Plombières* ; je les ai parcourues exprès plufieurs fois, & j'ai obfervé, de même que M. *Lemaire*, que le fommet de celles qui font au midi & au nord, s'étend en une plaine fpacieufe, d'où les eaux de pluies ne s'écoulent pas facilement, à moins qu'elles ne foient en très-grande quantité ; c'eft ce qui fe remarque très-aifément au-deffus de la montagne fituée au midi : les côtés font relevés en forme de bourlet, derrière

—————————————————————————

Si l'on pouvoit pénétrer dans l'intérieur des montagnes, on y découvriroit l'origine de toutes les rivières, des amas d'eaux immobiles, & fouvent fans communication, deftinés à changer quelques jours la face des pays au-deffus defquels ils font fufpendus ; on y verroit des couches de fable, rangées avec un ordre merveilleux, & des crévaffes entr'ouvertes d'efpace en efpace, pour donner paffage aux eaux des pluies & des neiges fondues, à l'humidité même qui diftille des brouillards & des rofées abondantes ; on y verroit des réfervoirs immenfes, formés pour contenir ces eaux. C'eft de-là qu'elles s'échappent à travers les fables, & par des canaux tortueux ouverts, dans les rochers defquels fortent différentes fources ; telles font les fontaines qui fortent des montagnes de *Plombières* ; la feule fonte des neiges & les pluies les entretiennent.

lequel le terrein va en s'abaiſſant inſenſiblement, environ deux cents pas vers le
midi ; enſuite il s'élève de tous côtés, &
forme un baſſin, dans lequel je me ſuis toujours apperçu qu'il y avoit de l'humidité,
quand il n'y avoit pas d'eau. Qui peut aſſurer que cette eau filtrée ne paſſe ſur des
matières, & qu'il ne ſe faſſe une fermentation ?

Je crois en avoir aſſez dit pour établir mon
ſyſtême ſur la fermentation ; j'aurois pu employer encore d'autres moyens pour appuyer
ce ſentiment ; mais je les crois inutiles ſur
un objet où tout concourt à le mettre en
faveur. Cependant ſi les raiſons que je
viens de donner, ont quelque choſe de ſpécieux, celles qui ſont contre, ne paroiſſent
peut-être pas moins preſſantes aux yeux des
Phyſiciens ; & dans l'impuiſſance où je ſuis
de les concilier, il ne me reſte qu'à mettre
la chaleur des eaux au nombre des grands
phénomènes, qui ſont faits moins pour ſatisfaire la curioſité, que pour exciter l'admiration, qui ont des cauſes phyſiques,
mais tellement élevées au-deſſus de notre

portée , que nous n'y connoiſſons rien , &
nous ne devons pas en être ſurpris. L'homme
n'eſt pas fait pour tout comprendre ; il y a
mille queſtions ſur leſquelles on diſpute
depuis long-tems , & ſur leſquelles on diſ-
putera juſqu'à la fin des ſiècles , ſans qu'on
puiſſe aſſurer qu'on a trouvé la vérité. On
croit lever le voile qui couvre les opérations les plus myſtérieuſes ; mais la nature
ne laiſſe pas facilement pénétrer ſon ſecret :
c'eſt ſouvent en vain qu'on multiplie les
expériences , & qu'on perfectionne les procédés. Quelques ſuccès , plus ſpécieux que
réels , éblouiſſent ; on les fait reparoître
ſous une autre forme ; on les annonce comme de nouveaux progrès , comme de nouvelles notions acquiſes ; cependant on eſt
toujours au même point , & la maſſe des
connoiſſances n'en eſt pas augmentée. C'eſt
le goût pour la nouveauté qui enfante la
manie des ſyſtèmes , & on s'efforce de les
rendre dominans par la fantaiſie que l'on a
de prétendre à l'explication de tous les
phénomènes de la nature.

Mais je m'apperçois que cette digreſſion

m'entraîne hors de mon fujet ; il eft tems
de la finir , pour parler de l'action des eaux ,
examiner leurs effets , & par-là connoître
les cas où elles conviennent , & ceux où
elles font contr'indiquées.

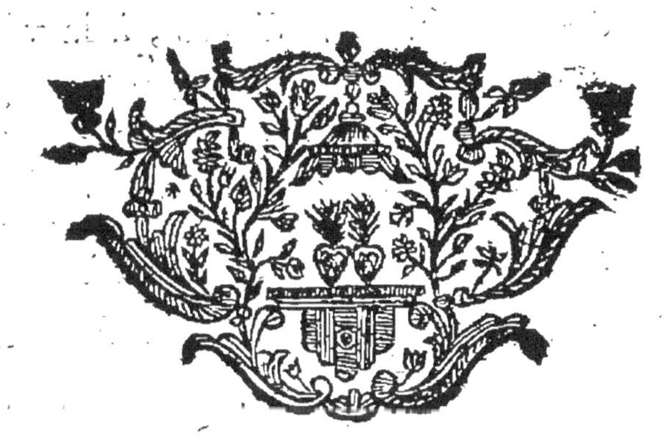

ARTICLE V.

MANIERE DONT LES EAUX AGISSENT.

UNe multitude de Médecins ont avancé que , s'il étoit poſſible de trouver un remède univerſel , il faudroit le chercher dans l'emploi de l'eau. N'eſt-il pas , à la vérité , très-vraiſemblable que les cures ſurprenantes qu'on a obtenues par l'eau à la glace , ſont plutôt dues à la vertu diſſolvante de l'eau , à ſa qualité adouciſſante & à ſa pénétrabilité , qu'au grand froid qu'on lui a communiqué par la glace ? Si même l'uſage de nos fontaines , continué pendant quelque tems , eſt ſi avantageux dans le traitement des maladies chroniques ; ſi ceux qui ſont travaillés de la goutte , de la migraine , en ſont ſoulagés , &c. En un mot , ſi l'eau guérit , comme le dit *Galien* , (*Lib.* 2. *de Sanit. tuenda* ,) les maladies les plus rebelles , & ſi elle prévient celles qui nous menacent , de combien d'effets plus efficaves n'eſt-elle pas capable , quand elle ſe trouve chargée de minéraux ? Elle devient ſi puiſſante , qu'elle dompte les maux les plus opiniâtres & les plus invétérés ; elle emporte la cauſe qui les produit , & détruit les levains qui les entretiennent. Telles ſont les eaux minérales de *Plombières* , dont la pureté approche de celle de l'eau diſtillée ; les ſubſtances qu'elles contiennent , bien-loin de troubler l'économie animale , en s'aſſimilant à nos humeurs , leur donnent de la fluidité , & raniment la circulation languiſſante.

Pour ſe convaincre plus efficacement de la vertu bienfaiſante de ces eaux , dans les maladies dont je parlerai dans un moment , il ſuffit non-ſeulement d'interroger les habitans de *Plombières* , qui ſont depuis ſi long-tems les témoins oculaires des cures ſingulières qu'elles opèrent , mais de lire les nombreuſes obſervations rapportées par quantité d'auteurs , qui ont écrit ſur ces eaux : on ne pourra voir ſans étonnement , dans les ouvrages de *Richardot* , *Rouvrois* , *Zuiger* , *Berthemin* , *Lemaire* , & d'autres , le grand nombre de guérifons radicales que l'ufage des eaux a opérées, tant en boiffon, qu'en douches & étuves. „ Je puis affurer „ „ dit *Rouvrois*, que, pendant plus de „ vingt-cinq ans que j'ai donné mon mi- „ niftère aux malades qui s'y font rendus „ à chaque faifon, j'y ai vu guérir, ou „ beaucoup foulager, tant par les bains que „ par la boiffon, douches & étuves, pris „ avec méthode, & fecondés des remèdes, „ en certaines occafions, un nombre ex- „ traordinaire de perfonnes, de celles mê- „ me qui pouvoient peu efpérer de foula- „ gement, à caufe de la grandeur, de la „ durée & la rébellion de leurs infirmités. „

En paffant actuellement aux conféquen-ces qui réfultent de ce que nous venons d'établir, tant fur la nature de l'eau fim-ple, que fur celle de *Plombières*, il s'en-fuit que fon ufage eft favorable, quand il faut délayer, ouvrir, défobftruer; quand il faut réfoudre, diffiper des humeurs coa-gulées, épaiffies, & qui font d'une nature gommeufe, réfineufe, &c. lorfqu'il s'agit de fortifier les parties, & redonner du ton à des fibres foibles & lâches. Les ſubſtances que ces eaux charrient, ſont ſi parfaitement diſſoutes, ſi intimement unies au principe aqueux, qu'on ne peut les précipiter par aucun moyen ; elles les rendent propres à être portées dans tout le ſyſtème vaſculaire ſans précipitation, & leur donnent l'avantage précieux de ſe méler facilement avec les humeurs ; elles s'inſinuent dans les vaiſſeaux les plus fins, & diſſolvent les concrétions, ſur-tout quand leur action eſt favoriſée par celle du bain, de la douche ou de l'étuve.

Le principe alkalin, dont ces eaux ſont imprégnées, ſollicite les fibres nerveuſes, & les oblige à des mouvemens plus actifs & plus ſouvent réitérés ; alors la circulation devient plus libre, les ſécrétions ſe rétabliſſent, & les excrétions ſont favoriſées. Il eſt même poſſible de prévoir l'effet que doit produire une certaine quantité d'eau priſe à jeûn, dans le cas où l'eſtomac & les inteſtins ſeroient remplis d'humeurs gluantes & viſqueuſes, où les viſcères du bas-ventre ſeroient engorgés ; car en faiſant réflexion fur la vertu diffolvante & anodine de l'eau fimple , & que celle de *Plombières* eft en outre pénétrée d'un alkalin favon‑ neux , que l'analyfe y découvre , & qui lui fert d'aiguillon , nous verrons , à n'en pou‑ voir douter , qu'elles délayeront ces vifco‑ fités , & que le mouvement vermiculaire , devenu plus vif & plus fréquent par l'effet du principe alkalin , aidera ces humeurs à fe détacher & à fe mêler avec ces eaux , qui les entraîneront , ou par les felles , ou par les fueurs , ou par les urines.

Il eft donc fûr que ceux dont les mala‑ dies font appropriées aux eaux de *Plombiè‑ res* , & qui les prennent avec les précau‑ tions néceffaires , en doivent reffentir des effets auffi prompts que merveilleux. En effet , cette eau , en tombant dans l'efto‑ mac , & parcourant enfuite avec activité tous les autres vifcères , que nous compre‑ nons fous le nom de *premières voies* , en emporte les glaires , en fond les mucofités concrètes & arrêtées , incife & enlève les vifcofités qui engouent les membranes ; entraîne & diffout les matières qui forment

les obſtructions ; nettoie les glandes & les
fibres accablées par des matières groſſières ,
& rend ainſi aux parties ſolides leur oſcilla-
tion & leur premier reſſort.

Ces eaux , ſe mêlant avec le ſang , ac-
célèrent le mouvement de toutes les liqueurs qui circulent dans le corps , & les
purifient , en pouſſant , par des ſueurs &
des urines abondantes , les ſéroſités & les
humeurs pareſſeuſes qui embarraſſoient leur
circulation ; c'eſt pour cela qu'on doit aider
la tranſpiration , en évitant le froid avec
un grand ſoin , tandis qu'on les boit.

En conſidérant enſuite ce qu'elles produiſent dans la tête , elles pénètrent la
ſubſtance du cerveau , & le réjouiſſent ;
elles en parcourent tous les *ſinus* , les glandes & les replis ; & ranimant les eſprits
animaux , elles les font rayonner dans
tout le corps , en délivrant l'origine des
nerfs du domaine des humeurs pituiteuſes
qui l'abreuvoient. Par leur alkali elles ab-
ſorbent ces minières acides , ſources des
affections ſpaſmodiques , qui produiſent
quelquefois des effets ſi bizarres.

En forte qu'il n'y a point de rémèdes plus efficaces , après les attaques d'apoplexie , dans la plûpart des paralyfies ; l'expérience a fait connoître qu'elles en triomphoient.

Mais comme le raifonnement feul , quelqu'évident qu'il foit , ne peut fervir de guide affuré dans l'ufage des eaux minérales , & qu'il tient , en quelque forte , à l'empyrifme , nous nous faifons une loi de l'abandonner , pour ne pas déplaire à nos lecteurs ; & nous allons parler des maladies qu'une expérience de plufieurs fiècles a confirmé être détruites par leur ufage. C'eft fur-tout ici où nous n'aurons égard aux raifonnemens , qu'autant qu'ils feront conformes aux faits , & nous apporterons des preuves qui viendront à l'appui des conféquences précédentes.

Pour mettre de l'ordre dans une matière fi intéreffante , je parlerai 1º. des maladies contre lefquelles les eaux , fagement adminiftrées , font efficaces & couronnées du plus grand fuccès. 2o. Je rapporterai celles où on les croit dangereufes par préjugés , ou parce qu'elles ont été mal confeillées , ou par l'abus que les malades en ont fait.

3°. J'indiquerai celles où elles font abfolument nuifibles. Voyons fi je remplirai cette
tâche fi importante à la fanté de ceux qui
fe rendent à *Plombières.*

ARTICLE VI.

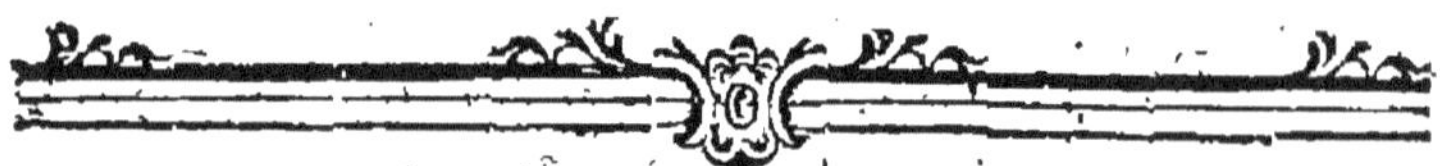

MALADIES OU LES EAUX SONT FAVORABLES.

IL eſt de toute notoriété que les eaux minérales de *Plombières* enlèvent les douleurs de tête périodiques & invétérées, les migraines, les paralyſies particulières & univerſelles, même avec perte de ſentiment, ſi l'on en uſe pendant un tems ſuffiſant ; ce n'eſt pas un laps de tems de vingt à vingt-quatre jours qui peut détruire des maladies invétérées ; il faut ſouvent deux à trois mois, quelquefois davantage. Les obſervations ſuivantes vont appuyer mes allégations à cet égard.

Un Marchand ſuiſſe avoit, depuis pluſieurs années, une céphalalgie périodique, dont les accès devénoient très-violens, ſurtout quand le vent du midi régnoit & que le tems étoit pluvieux : de tous les remèdes qu'il avoit mis en uſage, aucun ne l'avoit ſoulagé ; il ſouffroit, diſoit-il, un peu moins , quand on lui ferroit la tête avec force. Ce mal étoit accompagné de vomiffe- mens , d'infomnie , & quelquefois d'éva- nouiffement. Son Médecin , voyant l'ineffi- cacité des remèdes , crut la maladie incura- ble , & s'imagina que cette affection fpaf- modique étoit occafionnée par des polypes dans les *finus* du cerveau ; on confeilla les eaux de *Plombières*, qui guérirent le malade dans l'efpace de fix femaines.

Toutes les perfonnes qui ont fréquenté les eaux , avouent qu'elles font victorieufes pour la curation de la migraine , maladie fi douloureufe & fi rebelle ; je pourrois en rapporter une multitude d'exemples , qui ne feroient que des répétitions ennuyeufes ; je me borne aux fuivans.

Une Dame de ma connoiffance étoit tra- vaillée d'une migraine périodique , qui la tourmentoit tous les fix jours à quatre heu- res après midi , jufques vers les onze heu- res du foir ; après lefquelles elle ne reffen- toit aucune incommodité : la faignée , les véficatoires , les ventoufes , les purgatifs , &c. n'apportèrent aucun foulagement ; elle se rendit à *Plombières* , qui a radicalement détruit cette maladie dans l'espace de cinq semaines.

Un Marchand de *Nanci* étoit attaqué d'une paralysie du côté gauche , suite d'une apoplexie ; sa prononciation étoit si gênée , qu'il ne faisoit que balbutier , & que l'on comprenoit à peine ce qu'il disoit ; on l'amena aux eaux pendant le mois de juin 1768. M. *Courtois* , Médecin très-instruit , auteur de cette observation , lui fit administrer les bains & les douches convenablement à son état ; le succès en fut si marqué , qu'après quinze jours d'exercice , sa prononciation étoit libre , & put marcher avec des crosses : il retourna chez lui , très-satisfait de son état ; l'année suivante , il eut recours au même remède , qui lui procura un parfait rétablissement.

Ces eaux sont efficaces pour rétablir la mémoire affoiblie , contre les convulsions , les mouvemens convulsifs , les tremblemens de tête , des bras & des jambes.

Une fille de cette province , âgée de 24 à 25 ans , d'une constitution assez bonne ,

se

se trouva tout-à-coup attaquée de douleurs si vives dans les jambes, qu'il lui fut impossible de marcher, sans tomber. Quelques tems après, il survint des mouvemens convulsifs, au point qu'étant assise, elle frappoit continuellement des pieds : elle avoit, au commencement, des intervalles de deux à trois jours, qui se rapprochèrent, & qui rendirent la maladie presque continuelle : elle duroit depuis deux ans, sans espoir de guérison, quand on s'avisa de la conduire à *Plombières*. La première saison lui rendit la santé ; mais ce ne fut pas pour long-tems. Quelques semaines après son retour, elle fut attaquée de mouvemens convulsifs dans les bras, qui étoient dans une agitation presque continuelle. Les eaux ayant, la première fois, opéré si favorablement, quoique la cure n'eût été que momentanée, on décida que l'unique moyen étoit encore d'y recourir. La première saison guérit les bras, & diminua le mouvement des jambes, au point que la malade pouvoit mar-

cher feule , à l'aide d'une canne : à la feconde faifon., elle eut une guérifon parfaite. Depuis ce moment , elle jouit d'une
bonne fanté.

J'ai vu , l'année dernière , un homme
de *Saint-Diez* , qui étoit à l'hôpital , & qui
avoit des mouvemens convulfifs dans les
bras & le cou ; ce qui étoit caufe que la
tête étoit dans une agitation continuelle:
Les bains ne lui ont donné aucun foulagement , parce qu'ils lui ont été mal ad-
miniftrés , ne les prenant qu'après avoir
mangé. D'ailleurs , une faifon de 15 jours
n'étoit pas fuffifante pour détruire cette
maladie.

On ne peut difconvenir de leur efficacité dans les fluxions fur les yeux , caufées par des humeurs âcres , qui fe jettent
fur ces organes. Il eft rare qu'elles réfiftent plus de 8 à 15 jours à la bienfaifance
des eaux. La cécité de plufieurs mois , occafionnée par les fuites d'une couche , des
furdités récentes , le tintement des oreilles,
fes ulcères cèdent en peu de tems aux in-

jections , aux bains & à la boiffon. Les contorfions de la bouche y font enlevées dans cinq à fix jours.

M. *D* * * * Avocat de la ville de *Bruyères*, avoit la bouche torfe ; ce qui fut regardé , avec raifon , comme l'effet d'une légère attaque d'apoplexie. Je lui confeillai les eaux de *Plombières*. Le troifième jour qu'il baigna , fa bouche fut remife dans l'état naturel ; & depuis ce moment , il ne s'eft reffenti d'aucune incommodité. On y a vu le goût & l'odorat , perdus & dépravés , fe rétablir entièrement par la boiffon , & quelques jours de bains.

Comme tous ces faits font journaliers , je deviendrois trop long , fi je rapportois les obfervations que j'ai auprès de moi , pour les conftater ; mais tous les Médecins qui ont fréquenté les eaux , n'ignorent pas combien elles font précieufes pour la guérifon des maladies dont j'ai parlé jufqu'à préfent ; ils favent qu'elles font l'agent le plus falutaire que la Médecine puiffe employer.

Si leurs effets , depuis plufieurs fiècles ,

ont mérité l'attention & l'admiration des Médecins, dans plusieurs maladies défefpé-rées ; fi quantité d'étrangers y ont trouvé la guérifon des maux, qu'ils avoient inu-tilement cherchée ailleurs, c'eft principa-lement contre le vice de l'eftomac où elles agiffent avec plus d'efficace & de prompti-tude ; car la vérité eft qu'il y a peu de douleurs de ce vifcère où elles ne foient triomphantes ; elles en emportent avec facilité les coliques & les foibleffes ; les dévoiemens, les indigeftions, les embar-ras de la bile, le hoquet, le dégoût, le vomiffement, leur cèdent fous peu de jours ; elles détruifent les vents contenus dans cet organe, rétabliffent l'appétit, & confervent enfin l'eftomac dans une bonne & parfaite difpofition.

Pour confirmer ces affertions, il fuffit d'examiner l'action de ces eaux. Chargées de fubftances alkalines, elles ne font pas plutôt parvenues à l'eftomac, qu'elles re-çoivent une nouvelle impreffion de mou-vement ; elles lavent & nettoient les mem-branes de cet organe ; elles incifent & at-

ténuent les glaires & les mucilages super-
flus qui s'y rencontrent, & rendent bientôt aux fibres de cette partie, le reſſort
& la liberté néceſſaires pour une bonne
digeſtion. C'eſt dans l'eſtomac que les eaux
minérales portent d'abord le remède, &
ſouvent c'en eſt aſſez pour guérir bien des
maladies ; tels ſont, comme je l'ai dit,
les foibleſſes, les indigeſtions, les vomiſſemens, le hoquet, &c. & même les vapeurs qui ont leur ſiège, comme je le di-
rái bientôt, & comme quelques Médecins
l'ont remarqué, dans l'orifice ſupérieur de
l'eſtomac.

Mais, en ſuivant les eaux dans les autres voies du corps humain, il eſt naturel
de penſer que, mêlées avec le ſang, elles
en parcourent, avec lui, tous les vaiſſeaux, les débarraſſent, levent les obſta-
cles qui retardoient le cours des liqueurs,
& les empêchoient de circuler, & rendent
au ſang & à la lymphe les paſſages libres,
dégagent par-là le ſyſtême des nerfs de la
domination d'une humeur pareſſeuſe.

Ces eaux ſont d'un prompt ſecours aux

perſonnes travaillées de coliques humorales, bilieuſes , venteuſes , convulſives, néphrétiques. Elles ſont ſingulièrement favorables pour détruire les obſtructions du foie & des autres viſcères ; elles les ramolliſſent & les diſſipent.

Les obſtructions ſont les maladies les plus communes , & peut-être , comme l'a très-bien dit M. *Lieutaud* , les moins éclaircies. Leurs progrès ſont lents ; la douleur , s'il y en a , eſt légère & obſcure : ces ſortes d'engorgemens ne paſſent alors que pour des obſtructions , mais qui peuvent ſe convertir en ſquirre , dont ils ſont véritablement le premier degré. Les cauſes prochaines viennent du reſſerrement de la capacité des vaiſſeaux , ou de l'épaiſſiſſement de l'humeur qui y paſſe.

L'uſage conſtant des eaux en bains , en boiſſon , & quelquefois en douche , les détruit radicalement.

Une Dame de condition avoit une tumeur & une dureté à l'hypocondre droit : tous les remèdes qu'elle avoit pris , n'avoient eu aucun ſuccès : à cette maladie ſe joignoient des vomiſſemens d'alimens à-demi digérés : le ventre étoit conſtipé , la reſpiration difficile. Elle ne connoiſſoit plus le ſommeil. Les eaux de *Plombières* , priſes pendant deux faiſons conſécutives , ont mis fin à tous ces maux , contre l'eſpérance même de la malade. Je multiplierois à l'infini mes obſervations ſur cette maladie, ſi je croyois qu'elles puſſent plaire , & que je perſuadaſſe l'efficacité du remède dans cette occaſion ; mais je ſuis forcé d'être ſuccinct. Tout ce qui me reſte à dire , eſt qu'il n'eſt pas poſſible d'en trouver un plus puiſſant.

Après quelques jours de boiſſon , les eaux minérales de *Plombières* enlèvent , comme par enchantement , les fièvres intermittentes , même les plus invétérées , & en empêchent la récidive. J'ai vu quelques Médecins , peu inſtruits de la nature de ces eaux , qui les faiſoient diſcontinuer à leurs malades auxquels il ſurvenoit une fièvre intermittente. Cependant tous les habitans de *Plombières* , les Médecins des villes voiſines ſavent que nous les faiſons boire aux fiévreux , avec 'un tel fuccès , qu'on n'en a jamais vu réfifter à la boiffon des eaux bien adminiftrée.

L'année dernière , il régna beaucoup de fièvres quotidiennes & tierces. Après les remèdes généraux , ceux qui font allés à *Plombières* , ont tous été parfaitement guéris , fans aucune récidive ; & ceux qui n'ont pu ou n'ont pas voulu y aller , n'ont eu de guérifon que long-tems après.

On a vu des fièvres quartes de deux & même de trois ans guéries par la boiffon des eaux chaudes. La feule attention principale confifte à ce que les malades ne s'approchent pas des bains. Enfin, on ne peut douter un inftant de leur grande efficacité, qui eft telle qu'elles emportent & guériffent , non feulement toutes les fièvres intermittentes , mais en empêchent auffi la rechûte fi ordinaire après l'ufage du quinquina ; fur-tout quand on n'a pas eu foin de détruire le foyer de la fièvre.

Cette maladie fe paffe ordinairement d'elle-même , fans aucune évacuation fenfible , autre que celle de la fueur ; mais , je le

répète , il faut bien fe garder d'entrer dans
l'eau chaude ; il faut même éviter , autant
qu'il eft poffible , de s'expofer à la vapeur
des bains.

Les malades affectés d'un flux hépati-
que , de lienterie , de diarrhée habituelle ,
y trouvent une guérifon radicale ; elles
tuent & chaffent les vers.

La Femme d'un boulanger de la ville de
Schleftat en *Alface* , fouffroit depuis très-
long-tems des douleurs dans le bas-ventre ,
que rien n'avoit appaifées ; elle avoit des difficultés d'uriner , que l'on attribuoit à une
pierre dans la veffie ; on la fonda , & on
n'en trouva point. Réduite dans l'état le
plus fâcheux , on lui confeilla les eaux de
Plombières ; elle s'adreffa à M. *Courtois* pour
la guider ; après quelques jours de bains &
de boiffon , elle rendit , par la voie des
urines , quantité de vers , comme des af-
carides. M. *Courtois* , qui m'a communiqué
cette obfervation , m'a dit les avoir vus ;
& que , dès ce moment , cette femme avoit
été rétablie.

Comme ces eaux prennent ordinairement la voie des urines , elles emportent les douleurs de reins , en chaffent le *pus* & le fable. On a vu plufieurs pierres , de la groffeur d'un haricot , jettées par des hommes. Le Duc *Henri* , étant à *Plombières* , en a jetté plufieurs. On a vu des femmes en rendre qui pefoient deux gros & plus. Elles guériffent les ulcères de la veffie , provoquent l'urine fupprimée ou diminuée , en corrigent l'ardeur & l'acrimonie.

Elles fortifient les lombes des malades qui font dans l'impuiffance de marcher , & les dégagent. J'ai vu des perfonnes fouffrir confidérablement aux reins , être foulagées dès le premier bain. Elles ne font pas moins recommandables pour fortifier la matrice & fes ligamens , & prévenir l'avortement ; elles provoquent les règles fupprimées ou diminuées ; & dans ces derniers cas , j'ai obfervé que l'eau de la fontaine ferrugi- neufe , prife en boiffon , étoit préférable aux eaux chaudes : cette eau ferrugineufe , jointe aux bains d'eau chaude , eft très-effi-

cace pour remédier aux pertes exceſſives &
aux pâles-couleurs : nous en parlerons ci-
après.

Les eaux minérales chaudes guériſſent
les fleurs-blanches & toutes les incommodités cauſées par des couches fâcheuſes.

Elles conviennent dans les occaſions où
il eſt néceſſaire de fortifier, & dans celles
où il faut relâcher les fibres trop tendues.
Quoique ces effets ſoient, en apparence,
contradictoires, l'expérience n'y eſt pas
moins conforme ; & il me ſeroit facile de
les éclaircir par des exemples ſenſibles.

Elles rendent les femmes fécondes ; en
ſuppoſant cependant que les cauſes de la
ſtérilité ſe peuvent corriger. L'expérience
a fait voir pluſieurs fois que l'uſage de ces
eaux a produit, immédiatement après, l'effet
qu'on en deſiroit ; mais il faut s'en ſervir
méthodiquement, & conformément à la
néceſſité du ſujet, en boiſſon, en bains,
& en manière d'étuves. Dans le bain que
nous avons nommé *bain des pauvres*, il
ſemble que la nature a donné & diſpoſé,
exprès pour remplir ce but, un lieu où

l'on peut recevoir la vapeur de l'eau. Tout Praticien connoît l'effet que les vapeurs peuvent procurer , lorſquelles font immédiatement portées ſur la partie malade.

Perſonne ne doute du bien qu'elles font à ceux qui font travaillés de douleurs de rhumatiſmes , de celles de la goutte , de ſciatiques , &c.

Un Père Minime étoit perclus depuis plus de quatre ans , & avoit , outre cela , une ſoif ſi cruelle , qu'il étoit obligé de boire continuellement. M. *Courtois* le mit à l'uſage de l'eau ſavonneuſe , le fit baigner; & par ſes ſoins , il a été délivré , après quelques ſemaines , de l'incommodité la plus grande , qui étoit la ſoif. Quant à l'autre infirmité , ſon état étoit très-amélioré après une première ſaiſon. Il ne doute pas de ſa guériſon , s'il eût retourné à *Plombières.*

Un Religieux Récolet , définiteur de l'ordre , paralytique , & qui avoit peine à parler , ſe fit amener à nos eaux. Dès la première ſaiſon , il articula avec moins de difficulté , & marcha à l'aide d'une canne;

à la feconde, il marcha librement, fans aucun aide.

M. *Pierre*, Médecin à *Lunéville*, attaqué de la goutte depuis plufieurs années, ayant des *nodus* aux extrèmités fupérieures & inférieures, a' reçu un foulagement marqué chaque fois qu'il a fait ufage des eaux.

M. *Muller*, marchand à *Bâle* en *Suiffe*, paralytique depuis long-tems, en a reffenti tant de bien, que leur ufage auroit pu le guérir entièrement, s'il l'eût continué.

M. *** marchand à *Nanci*, affecté de rhumatifme & de fciatique, ne pouvoit marcher qu'avec des croffes. Après la première faifon, il les quitta, pour ne plus fe fervir que d'un bàton. M. *Courtois*, qui le dirigeoit, lui confeilla de faire une feconde faifon; mais fes occupations le rappellèrent chez lui. L'année fuivante (1768) il revint au mois de juin, pour remercier les eaux; il marchoit avec autant d'aifance que s'il n'eût jamais eu d'incommodité.

On voit, par ces obfervations, & par

dix mille autres, qui font conſtantes, que, ſi elles ſont victorieuſes dans les rhumatiſmes chroniques, elles ne le ſont pas moins pour détruire les *nodus*, les anchyloſés, pour fortifier les bras, les genoux & les jambes affoiblis ; elles les rétabliſſent ſouvent dans leur première force, en ôtant les douleurs, ſur-tout quand on emploie les douches, &c. Elles mondifient les ulcères, les cicatriſent, ſans le ſecours d'onguens ni d'emplâtres ; elles guériſſent les contractions, les rélaxations & les foibleſſes des jointures ; elles éteignent les éréſipèles, les brûlures, les feux volages ; détruiſent toutes ſortes de gales, les dartres rebelles, les prurits & les demangeaiſons de la peau.

Les eaux de *Plombières* ont des effets très-favorables pour la guériſon des vapeurs, communes aux deux ſexes ; mais nous déclarons d'abord qu'on ne doit les ordonner qu'avec circonſpection. Dire à un malade : il faut boire les eaux, il faut ſe baigner, & ne pas aſſigner une méthode convenable pour remplir ces deux objets ;

c'eſt néceſſairement lui rendre les eaux inutiles , & peut-être dangereuſes ; c'eſt ce qui eſt cauſe que pluſieurs Médecins conſeillent les eaux de *Plombières* dans cette maladie , tandis que d'autres les regardent comme pernicieuſes. Entrons dans un petit détail concernant cette maladie.

L'affection hypocondriaque , ſi commune dans ce ſiècle, n'eſt pas la moindre des maladies ſpaſmodiques qui affectent le ſyſtème nerveux ; ſon nom vient parce qu'elle exerce principalement ſa tyrannie au-deſſous du cartilage *xiphoïde* & des fauſſes côtes , dans la région des hypocondres. Les anciens & pluſieurs modernes ſe ſont trompés en aſſignant le ſiège de cette affection. Les premiers , ayant ſouvent remarqué une tumeur accompagnée de tenſion , au côté gauche , au-deſſous des fauſſes côtes , où la rate eſt ſituée , ont cru que cette maladie avoit ſon ſiège dans cet organe. *Rhodius* & *Heurnius* ont adopté ce ſentiment , qui enſuite s'eſt perpétué.

Quelques modernes placent cette maladie dans la *veine-porte* & dans ſes ramifications, & regardent le fang qui croupit dans ces endroits, comme la véritable caufe de tous les fymptômes.

D'autres mettent le fiège de cette affection dans le conduit alimentaire, qui conftitue l'eftomac & les inteftins. L'état non-naturel du mouvement périftaltiqué établit, difent-ils, l'affection hypocondriaque; & les conféquences immédiates de la diminution de ce mouvement font l'indigeftion, la chylification imparfaite, & un défaut d'excrétions des matières fuperflues, qui occafionnent, par leur féjour, des crudités ; caufe principale de la grande quantité de flatuofités, dont font tourmentés les hypocondriaques.

Sydenham attribuoit cette maladie au cours irrégulier des efprits animaux ; *Hoffman* à la tenfion fpafmodique des nerfs ; M. *Raulin* reconnoît le même vice des nerfs, qu'il appelle fenfibilité du genre nerveux, ou fon irritabilité, accompagnée de l'obftruction des vifcères du bas-ventre.

Méad prétend que ce mal n'a point de fiège particulier. „ On peut le regarder , dit-il ,

” dit-il , comme une maladie de tout le
” corps. Elle vient de plufieurs caufes ,
” dont les principales font, le défaut d'exer-
” cice du corps , & les paffions de l'ame : les
” premières rallentiffent le mouvement des
” humeurs ; les dernières retardent tantôt
” le mouvement du fang , tantôt l'accé-
” lèrent. Dans tous ces cas , la fanté fe
” trouve dérangée , fur-tout dans le cha-
” grin & la trifteffe , qui font un poifon
” lent , qui relâche & affoiblit les parties
” folides ”.

M. *Pomme* reconnoît le fpafme , l'érétifme , & le racorniffement des nerfs ; il prétend que les autres vices qui accompagnent
cette indifpofition , n'en font que les effets ; mais il nous permettra de ne pas
être de fon fentiment , qui, à tous égards ,
eft faux. Ce racorniffement des nerfs eft
imaginaire : fa doctrine , auffi abfurde que
mal fondée , a été combattue par nos meilleurs Médecins.

Mais il eft inutile de pouffer plus loin
cette théorie. Il vaut mieux examiner les
remèdes propres à combattre la maladie.

H

Après l'exercice à pied & à cheval, nous croyons que le meilleur moyen est le bain; & nous regardons les eaux de *Plombières* comme très-indiquées. Les différentes propriétés qu'elles acquièrent par les différens degrés de chaud & de froid, qu'on peut leur donner, nous ont tant de fois démontré leur bienfaisance; qu'il est impossible d'en douter; mais je ne puis trop le dire, le bain doit être très-tempéré, & il faut avoir soin d'entretenir la liberté du ventre par des lavemens, quelquefois des purgatifs doux. Les bains trop chauds jettent ces sortes de malades dans une inquiétude, une agitation qui les obligent à quitter les eaux; tandis que ceux qui en font un usage légitime, font délivrés de cette triste maladie. C'est la conduite des uns & des autres, qui a fait dire à des personnes de l'art, qu'elles étoient efficaces, & à d'autres, qu'elles étoient dangereuses. Une observation pourra rendre sensible ce que j'ai avancé à ce sujet.

Un Militaire se rendit à *Plombières*, pour y prendre les eaux. Cet homme, ensuite d'un chagrin violent , étoit tombé dans une telle mélancolie , dont les progrès avoient été si rapides , qu'il avouoit qu'il se sentoit des dispositions au délire , s'il ne trouvoit du remède à son mal. M. *Le-maire* lui fit boire les eaux quelques jours , en commençant par une petite quantité ; le conduisit par degré à une plus grande ; il fit joindre ensuite les demi-bains à la boisson. Il avoit soin que ce demi-bain fût très-tempéré , & qu'il n'y entrât qu'une demi-heure après avoir bu les eaux ; dans la crainte que le sang , trop en raréfaction , ne portât à la tête. La boisson consistoit dans un verre d'eau chaude , & un verre d'eau savonneuse , pris alternativement : il le faisoit purger chaque trois jours. Il remarqua , pendant la première quinzaine ; qu'il étoit gai le jour de la purgation , & la matinée suivante. L'après-dîner , il commençoit à devenir rêveur & inquiet ; le lendemain , sa mélancolie & ses inquiétudes augmentoient au point qu'il désespéroit de sa guérison , & vouloit quitter les eaux. Cependant , après 15 ou 18 jours

de boiſſon , & après avoir été purgé , on
ne s'appercevoit plus que la maladie aug-
mentât au ſecond ni au troiſième jour ; il
s'amuſoit à jouer , amuſement auquel on
ne pouvoit le déterminer au commencement. Il continua la même méthode juſqu'au vingt-huitième jour , qui fut la fin de
ſes eaux , & qui lui firent aſſez de bien
pour pouvoir ſe paſſer de les prendre l'eſpace de huit à dix ans , au bout deſquels il
retourna à *Plombières* ; mais ſon état étoit
infiniment moins fâcheux que la première
fois.

Par le long détail des maladies , dont je
viens de faire l'énumération , il paroît que
j'ai outré la bienfaiſance des eaux. C'eſt
cependant ce qui eſt généralement avoué
en *Lorraine* , en *France* , en *Suiſſe* , en *Al-
lemagne* , & différens autres pays ; ce qui eſt
principalement remarquable , c'eſt que , de
trois à quatre cents perſonnes qui s'y rendent chaque année , il ne ſe trouvera pas ,
dans l'eſpace de dix à quinze ans , qu'il y
ſoit arrivé un accident de mort , qui puiſſe
raiſonnablement leur être imputé. On y a

vu des femmes avec égarement d'efprit ,
effet de dépôt laiteux dans le cerveau , fe
rétablir parfaitement dans l'efpace de trois à
quatre mois : quoi qu'on en dife , il faut
que je parle de cette maladie ; parce qu'on
connoîtra par-là combien les eaux peuvent
contribuer à la détruire.

Le lait , répandu ou épanché , maladie fi
commune , fi opiniâtre , fi difficile à guérir , ne forme pas une affection particulière ; il eft plutôt la fource d'une infinité
de maux différens , d'autant plus funeftes ,
qu'ils reftent très-long-tems cachés , & qu'ils
tardent plus à fe développer ; c'eft un le-
vain vicieux , qui altère fourdement le
fang , imprime aux humeurs un mauvais
caractère , & qui prépare de loin , tantôt
des ophtalmies , tantôt des ulcères , quelquefois des tumeurs dans diverfes parties :
chez quelques femmes , des attaques de vapeurs ; dans d'autres , une fuite d'indifpofitions , fouvent plus fâcheufes que des maladies décidées. Tous ces maux , effets du
lait répandu , font toujours rebelles , &
cèdent très-rarement aux remèdes ufités ;

c'eft auffi une tradition qui fe perpétue
chez les femmes, que ces fortes d'accidens
font incurables. On voit journellement que
cette tradition n'eft pas tout-à-fait fans fondement ; parce qu'une des grandes caufes
de l'incurabilité, eft que, dans le traitement, on perd de vue cet objet ; on ou-
blie, ou l'on ne fait pas attention que la
maladie eft produite ou entretenue par un
lait répandu. Ce qui donne occafion au re-
pompement ou à l'épanchement de lait,
c'eft l'inattention & l'imprudence des nour-
rices qui, étant dans le deffein de ne plus
nourrir, négligent tous les fecours propres
à faire perdre le lait ; elles fe contentent
de quelques applications extérieures, inef-
ficaces ou trop actives, fans continuer pendant quelque tems de fe faire tetter, ou
d'exprimer elles-mêmes leur lait furabon-
dant : la même chofe arrive aux nouvelles
accouchées, qui ne veulent pas allaiter.
Lorfque la fièvre de lait eft foible & de
courte durée, & qu'elle n'eft pas fuppléée
par des vuidanges abondantes, ou quelqu'autre excrétion augmentée, alors le

lait , repompé dans le fang , fe mêle avec lui , & l'altère infenfiblement.

On emploie , pour combattre cette maladie , un fel devenu le favori de la Médecine ; c'eft l'*arcanum duplicatum*. Sa naiffance au tems des *Clément* , des *Mauriceau* , fon règne pendant leur vie , fa chûte & fon oubli après leur mort , enfin , fa réfurrection & fon crédit de nos jours , fembleroient nous flatter de quelques efpérances , fi le fuccès répondoit aux vues de ceux qui en font ufage. J'ai vu des Médecins l'employer dans les circonftances où il eft abfolument prohibé. L'expérience a démontré quantité de fois qu'il étoit trèsnuifible dans les maladies aigues , ou fufceptibles d'inflammation , pendant le cours des tranchées , dans les violentes douleurs & la tenfion du ventre , &c. La raifon en eft qu'on ne peut abfolument dépouiller ce fel de quelques parties cauftiques , dont les effets font toujours dangereux dans la phlogofe ; fon emploi n'eft donc indiqué que dans les maladies chroniques , dans le rallentiffement des lochies , dans les menaces de dépôts & dans les infiltrations laiteuſes.

Enfin , quand il n'a pas été poſſible de vaincre cette maladie par les moyens indiqués par l'art , il faut avoir recours aux eaux minérales ; l'expérience a fait voir quantité de fois que des dartres , des gales , des abcès fiſtuleux , des foibleſſes de parties , des tremblemens , &c. cauſés par des dépôts laiteux , avoient été abſolument domptés.

Telles ſont les maladies où les eaux minérales de *Plombières* ſont victorieuſes , quand elles ſont bien adminiſtrées , & lorſque les malades obſervent le régime qui eſt abſolument néceſſaire : nous allons actuellement parler de celles où on les croit dangereuſes.

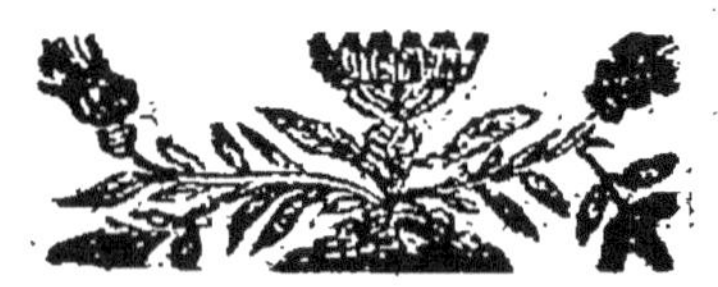

ARTICLE VII.

MALADIES OÙ L'ON CROIT LES EAUX DANGEREUSES.

ON eſt dans l'opinion que les eaux mi‑
nérales de *Plombières* ſont nuiſibles aux
perſonnes qui ont la poitrine délicate ; con‑
ſéquemment qu'elles ne conviennent pas
aux maladies de poitrine ; que même elles
ſont très-dangereuſes. Ce préjugé êſt telle‑
ment répandu , qu'on en interdit l'uſage à
tous ceux qui ſont dans cette indiſpoſition.
Pour faire évanouir cette crainte , qui eſt
on ne peut pas plus mal fondée , je rap‑
porterai des faits qui atteſteront que quan‑
tité de malades ont été guéris de maladies
de poitrine très-caractériſées , quand ils ont
fait un uſage approprié de ces eaux en
boiſſon.

Nous avançons , d'après pluſieurs ob‑
ſervations bien faites , que les maladies
chroniques des poumons , les toux sèches ,

les difficultés de respirer, causées par des humeurs épaisses & visqueuses, s'y dissipent entièrement. Quand on fait réflexion sur les substances dont sont imprégnées les eaux minérales, peut-on disconvenir de leurs propriétés dans ces cas ? Elles ne conviennent pas moins dans les irritations de la gorge, les douleurs habituelles de la poitrine, les palpitations de cœur, causées par un sang épais & grossier.

L'enroüement invétéré, l'extinction de la voix depuis plusieurs années, & qui avoient été rebelles aux remèdes les mieux administrés, ont cédé à la bienfaisance de ces eaux, ou du moins ces accidens ont été considérablement diminués.

J'avoue cependant que dans tous ces cas, j'ai été dans l'opinion commune ; j'ai toujours regardé les eaux de *Plombières* comme contraires aux maladies de poitrine, & je n'ai été tiré de cette erreur, qu'après avoir vu des malades en avoir reçu le plus grand bien dans ces indispositions. Si mon suffrage avoit autant d'autorité que celui de M. *Lemaire*, je rapporterois les faits dont

j’ai été témoin ; mais je préfère les obfervations de cet habile Médecin , qui a fuivi
les eaux pendant l’efpace de trente-fix ans ,
& qui étoit bon obfervateur & excellent
Phyficien.

Le fieur *Rouvrois* , Apothicaire exerçant
à *Plombières* depuis vingt-cinq à trente ans ,
& autant confulté fur les eaux qu’aucun
Médecin que j’aie connu , fut attaqué d’un
crachement de fang , occafionné par des
excès dans le régime ; il mit inutilement en
ufage les remèdes ordinaires : comme il
étoit dans le préjugé commun , il n’eut recours à la boiffon des eaux chaudes , que
quand il vit que les autres remèdes étoient
fans effet. Cependant la boiffon de ces eaux
diffipa bientôt la chaleur qu’il reffentoit ,
modéra & guérit enfin parfaitement le crachement de fang , & le délivra de fon préjugé.

Cette obfervation & beaucoup d’autres
déterminèrent le Médecin cité à les confeiller à Madame la Comteffe *Duhamel* , Dame
du Chapitre de *Remiremont* , pour lors attaquée d’un crachement de fang ; c’étoit une

Dame grande, fluette, maigre & sèche, qui avoit le cou long & la poitrine ferrée. Cette Dame but au mois de mai les eaux coupées par moitié, & fut délivrée de fon crachement de fang jufqu'au mois de mars fuivant ; elle retourna à *Plombières* au mois de mai, & les eaux lui firent le même effet que la première fois. Pendant quinze ou feize ans, elle fut obligée de faire le même exercice pour fe délivrer de cette hémop-thyfie, qui reparoiffoit tous les ans, vers l'équinoxe du printems ; elle eft morte à l'âge de quatre-vingt ans & plus.

Il a fait prendre l'eau chaude coupée avec la favonneufe à plufieurs phtyfiques, qui fe font très-bien rétablis, & qui ont vécu plus de vingt ans après, fans fe reffentir de leur infirmité.

Je fuis moi-même, dit-il, un exemple qui prouve que la boiffon des eaux chaudes de *Plombières*, coupées, loin d'être dange-reufes dans les maladies de poitrine indif-tinctement, eft très-falütaire dans quel-ques-unes.

Je fus attaqué, en 1742, de cette fièvre

catharrale, qui régna dans les mois de décembre & janvier, en *Lorraine*, & dans les Provinces voisines : comme il ne me fut presque pas possible de me ménager, comme j'aurois dû le faire, étant obligé de sortir aussi-tôt que j'étois un peu mieux, j'eus depuis la fin de décembre jusqu'au mois de mai suivant, dix à douze rechûtes, qui me réduisirent dans un tel état, que mes amis ne croyoient pas que je dusse en revenir. En effet, quoique j'eusse été beaucoup mieux par intervalles, la toux ne m'avoit jamais quitté ; outre la couleur jaune & la maigreur extrême, il m'étoit survenu une douleur au côté droit, qui occupoit la poitrine & l'hypocondre ; lorsque j'avois fait dix pas, je ne pouvois ni respirer, ni parler ; je rejettois, de tems en tems, en crachant, de petites molécules blanches & dures, qui ne me laissoient presque pas douter qu'elles ne fussent des tubercules détachées de la face interne des vésicules pulmonaires. Malgré ces symptômes & beaucoup d'autres, qu'il seroit trop long de rapporter, je n'eus pas bu les eaux de *Plombières* coupées, pendant huit jours , que la mauvaife couleur & le dégoût difparurent ; en forte qu’avant la quinzaine mes forces furent rétablies , ma gaieté ordinaire revint ; en un mot , j’étois méconnoiffable à ceux qui ne m’avoient pas vu depuis que j’étois à *Plombières.*

Les habitans de *Plombières* , qui font attaqués de rhumes de poitrine , ne connoiffent pas de remède plus efficace que la boiffon des eaux chaudes ; ils ne font pas même attention à la quantité ; ils en boivent beaucoup , & perfonne ne fe fouvient d’en avoir été incommodé.

La raifon qui a fait dire que les eaux chaudes étoient contraires aux perfonnes affectées de quelques maladies de poitrine, eft la mauvaife adminiftration qui en a été faite. Il eft hors de doute que les malades qui étoient dans ce cas , & qui ufoient des bains fort chauds , & fouvent de douches violentes & outrées , en reffentoient des douleurs aigues , qui ne leur permettoient pas de continuer ; mais dès qu’ils en finiffoient l’ufage , pour s’en tenir uniquement aux eaux chaudes coupées avec les favonneufes, bientôt les accidens fe terminoient, & il n'y avoit plus aucun danger à craindre.

Il n'en eft pas de même de l'hydropifie avec épanchement, à laquelle les eaux font préjudiciables. On a vu des perfonnes afcitiques aller à l'étuve, & qui ont avancé leurs jours par fon ufage. Si la boiffon peut quelquefois être favorable, c'eft quand l'hydropifie eft naiffante, & qu'il n'y a aucun épanchement ; mais il faut bien fe garder d'aller à l'étuve, comme on le confeille bien mal-à-propos. L'effet de la vapeur étant de relâcher, on augmente le mal, puifque les fibres font déja trop relâchées, & que les vues doivent être de leur rendre le reffort qu'elles ont perdu. L'eau chaude en boiffon, en rendant aux liquides engorgés leur première fluidité, avec la précaution de procurer des évacuations fréquentes par les felles, eft du plus grand avantage, comme le prouve l'obfervation fuivante.

Une Dame qui avoit eu plufieurs enfans, rendoit de tems en tems des calculs par les voies urinaires : elle fe plaignit un jour de douleurs violentes fixées vers les vertèbres des lombes ; les urines furent bientôt prefque totalement fupprimées, & l'on s'apperçut d'une tumeur à l'endroit de la douleur ; la fièvre furvint , avec un dégoût pour toutes fortes d'alimens, & des envies de vomir. On ne pouvoit douter que le rein ne fût tuméfié par la préfence d'un calcul ; les pieds & les jambes devinrent œdémateux ; le ventre fe météorifa ; enfin , on réuffit à faire rendre quelques graviers affez confidérables , & une grande quantité de matières purulentes ; mais aucun remède ne put diffiper l'œdématie. On confeilla à cette Dame de boire les eaux chaudes de *Plombières* : elle en fit ufage pendant 27 à 28 jours confécutifs, à la quantité de 40 à 45 onces par jour. On lui faifoit prendre , chaque deux à trois jours, deux heures avant qu'on lui apportât les eaux , un bol fait avec un *demi-gros de rhubarbe en poudre , fix grains de jalap , & un demi-fcrupule de tartre vitriolé.*

Au

Au bout de 24 jours, l'enflure fut entièrement diffipée ; l'appétit & le fommeil re-
vinrent ; les forces fe rétablirent fi bien,
qu'elle affuroit qu'elle n'avoit jamais joui
d'une meilleure fanté.

Telles font les maladies où l'ufage approprié des eaux minérales eft efficace. Examinons celles où elles font contraires.

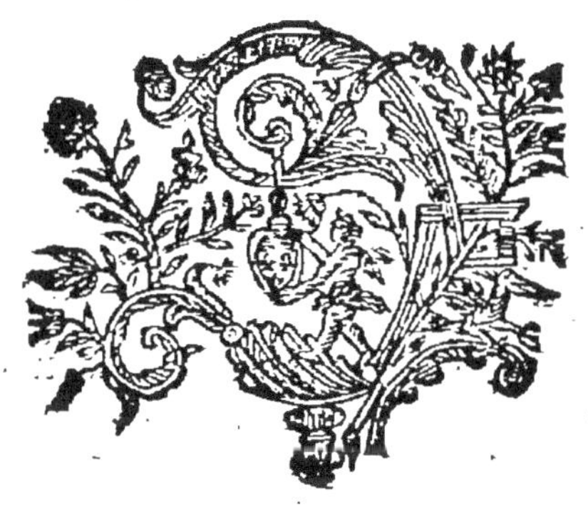

ARTICLE VIII.

MALADIES OU LES EAUX SONT CON-TR'INDIQUÉES.

UN remède, quelque souverain & quelqu'avantageux il puisse être, ne peut être universel ; il n'y a que le charlatanisme qui tienne un autre langage. Il y a des affections auxquelles son activité ou sa manière d'agir seroit très-contraire, & dont il favoriseroit plutôt les progrès que de les détruire ; il seroit même très-imprudent de suivre l'expérience qu'on prétend avoir de la curation de quelques maladies pareilles à celles qui se présentent. J'ai quelquefois entendu des personnes dire qu'un malade étoit désespéré, & que les eaux minérales l'avoient bien rétabli, conséquemment qu'on ne devoit pas douter d'avoir du succès dans un cas semblable, ou presque semblable. Ces propos de cures désespérées tiennent de l'ignorance, & ne doivent jamais autoriser l'homme de l'art à expofer un fujet , quand il y a danger pour fa vie , & quand il n'eft pas moralement sûr d'en retirer quelques avantages.

Je crois que les eaux minérales de *Plombières* feroïent nuifibles aux indifpofitions fuivantes , & même qu'elles en favoriferoient plutôt les progrès que de les détruire. Tels font l'hydropifie avec épanchement , foit de la poitrine , foit du bas-ventre , les abcès du foie , de la rate ou des autres vifcères , les inflammations de poitrine , & les fquirres invétérés.

Prouvons ces affertions , que l'expérience a tant de fois démontrées , par quelques exemples récens , connus d'une multitude de perfonnes , & de quelques Médecins qui ont été préfens à l'ouverture des cadavres.

L'hydropifie de poitrine & celle du bas-ventre ont des fymptômes fi fenfibles , qu'il eft phyfiquement impoffible qu'une perfonne éclairée puiffe fe tromper fur leur caractère : par quelle fatalité des Médecins ont-ils donc ordonné des bains dans ces circonftances ? Ils reffemblent à ces êtres

dont parle l'illustre M.' *Sauvages* dans sa
Nosologie. Les Médecins, dit-il, qui entre-
prennent la cure d'une maladie qu'ils ne
connoissent pas, s'égarent à tous momens;
ils s'engagent parmi des écueils, au milieu
des ténèbres; & le malade court grand ris-
que entre leurs mains; le plus souvent il
est la victime de l'ignorance.

Une fille de la campagne, âgée de seize
à dix-sept ans, étoit travaillée d'une hy-
dropisie du bas-ventre, qui, ayant résisté
à tous les remèdes, m'avoit obligé d'avoir
recours à l'opération de la *ponction*. J'y
avois déja procédé quatre à cinq fois, dans
l'espace de huit à neuf mois, lorsqu'un
Médecin eût occasion de voir cette fille;
il l'engagea d'aller à *Plombières*. Cette pau-
vre fille, sous l'espoir d'une guérison qui
lui étoit bien promise, s'y rendit effective-
ment; elle y fit des exercices qui augmen-
tèrent sa maladie, & qui la mirent au tombeau quelque tems après son retour.

Une Dame de considération, ensuite
d'une maladie aigue, qu'elle avoit eue à
Plombières, ressentoit une violente douleur

de poitrine, qui fut regardée comme une affection fpafmodique. On lui confeilla le bain, comme le feul moyen de détruire le mal ; mais, bien loin qu'il remplît le but dont on s'étoit flatté, il augmenta la maladie, au point qu'elle périt quelques jours après ; l'ouverture du cadavre fit remarquer un épanchement dans la poitrine.

Une Dame à qui les vœux publics promettoient les années de *Neftor*, avoit, depuis quelque tems, une douleur à la région du foie, que l'on caractérifoit de rhumatifme ; on la faifoit baigner, on vouloit même qu'elle reftât trois heures dans une baignoire. Les foibleffes qui arrivèrent après quelques jours de cet exercice, les douleurs qui devinrent plus violentes, la fièvre, &c. forcèrent cependant les perfonnes intéreffées à abandonner les confeils du Médecin, que l'on fuivoit très-exactement. Cette Dame mourut ; l'ouverture du cadavre découvrit un foie abfolument corrompu ; les autres vifcères étoient dans un état fain. Telle a été la relation qui m'a été

envoyée par un Médecin, préfent à l'ouverture qui en a été faite.

N'eft-il pas à préfumer que le bain avoit
accéléré la putréfaction de cet organe , &
que la malade auroit encore pû vivre ,
peut-être quelques années ? C'eft ce dont
on ne peut douter d'après les obfervations
des bons auteurs , & ce que je prouverois
très-facilement , s'il étoit néceffaire.

Un Eccléfiaftique âgé de 60 ans , qui
emporte avec lui les regrets d'une multitude d'amis , que fes qualités fociales lui
avoient acquis , fut travaillé d'un abcès
très-confidérable au-deffus de l'ombilic , lequel fut panfé méthodiquement , & dont
il fut parfaitement guéri. Quelque tems
après , il lui furvint une jauniffe produite
par l'engorgement du foie. Confulté par
cet homme refpectable , dont j'avois la con-.
fiance , je lui prefcrivis les fondans & les
apéritifs , en attendant que la faifon fût favorable pour aller à *Plombières* , dont j'ef-
pérois le plus grand fuccès. Les premiers
bains parurent être efficaces ; mais quelques

jours après , il reſſentit des coliques violentes , que les bains n'appaisèrent pas : je
lui conſeillai de quitter les eaux minérales ; & il auroit cédé à mes conſeils , s'il
n'avoit été follicité , avant ſon départ , de
faire une conſultation. Le ſentiment des
Médecins qui ne connoiſſoient , ni la maladie , ni le tempérament du malade , pré-
valut ſur le mien ; il leur donna ſa confiance. Ils lui firent continuer les bains , &
le mirent à l'uſage de l'*hypécacuanha* à petites doſes ; mais , bien loin d'en retirer le
moindre avantage , comme je l'annonçai aux
perſonnes intéreſſées à la conſervation de
cet Eccléſiaſtique , la maladie augmenta ,
ſes forces s'épuiſèrent , & il ſuccomba
quelques jours après cet exercice.

On décida qu'il feroit ouvert , & l'on
remarqua une ſuppuration dans la ſubſtance
du foie , & une pourriture abſolue dans
ſa partie concave.

Les bains dans ce malade ont-ils accéléré la putréfaction du viſcère , comme il
eſt arrivé dans l'obſervation précédente ?
Les douleurs tenſives & gravatives , que

le malade reſſentoit , & que le bain augmentoit prodigieuſement , n'étoient-elles pas un ſigne qui s'oppoſoit à la continuation de ce remède , & qui annonçoient que l'organe étoit menacé de ſuppuration ? L'indication qui ſe préſentoit , n'étoit-elle pas d'abandonner les eaux minérales , pour récourir aux médicamens ordinaires , & aux fomentations émollientes ? Je le penſois , & malheureuſement je ne fus pas écouté. Peut-être étois-je dans l'erreur : cependant l'engorgement du foie , ſon irritation dès que le malade baignoit , ne pouvoient faire illuſion , de même que les douleurs actives dont il étoit tourmenté.

Les eaux minérales ſeroient nuiſibles , dans toutes ſortes d'inflammations internes, dans les fièvres continues , aux perſonnes qui ont des chaleurs d'entrailles, & dans tous les cas qui ont rapport à ces affections. La maladie dont je viens de donner l'obſervation , étoit préciſément dans ce cas. Je demande aux ſavans qui me liront, de me dire ſi j'étois dans l'erreur ; ils me feront le plus grand plaiſir de m'inſtruire.

Quoique certains Médecins prétendent qu'elles font favorables pour la guérifon de l'épilepfie , je fuis obligé , pour l'amour de la vérité , d'avouer que de tous · les épileptiques a qui on a vu prendre les eaux de *Plombières* , pas un , peut-être , n'en a tiré du foulagement. Ainfi , nous les regardons , fi-non comme nuifibles , au-moins comme inutiles. Les caufes de l'épilepfie , ni fon remède , ne font pas encore connus. *Averroës* , *Craeon* , *Arétée* , &c. parmi les anciens ; *Hoffman* , & beaucoup d'autres parmi les modernes , ont fait des vœux pour bien connoitre cette maladie , & jufqu'à ce moment, ils n'ont pas encore été accomplis.

Je ne les confeillerois pas aux petits enfans , à moins qu'ils ne fuffent rachitiques ; dans ce dernier cas , on en a vu qui étoient dans la langueur, d'une maigreur confidérable , dans l'impuiffance de fe foutenir , y trouver un parfait rétabliffement.

Elles me paroiffent contr'indiquées aux perfonnes avancées en âge , fur-tout fi elles manquent de forces, & s'il leur arrive des défaillances.

Elles ne feroient pas falutaires à ceux qui font d'un tempérament ardent, qui font maigres & exténués par une maladie, & attaqués de vertiges. Elles font auffi défendues aux perfonnes fujettes aux fluxions, aux hémorragies & aux phtifiques; ou du moins ces derniers ne doivent en faire ufage que fous l'infpection d'un Médecin éclairé.

Quoique les eaux minérales de *Plombières* ne foient pas un remède curatif pour la guérifon des maladies vénériennes, cependant je me garderai bien de les confidérer còmme pouvant caufer la mort à ceux qui en feroient affectés, comme le préjugé l'a établi. Elles font, au contraire, un moyen préparatoire pour l'adminiftration des remèdes convenables à la maladie.

J'ai vu des perfonnes attaquées de ce vice, fe baigner & aller à l'étuve, pendant une faifon, fans en reffentir aucune incommodité. On ne peut cependant douter que le *virus* , mis en action par l'effet des eaux chaudes , foit en boiffon ; en bains , &c. ne fe développe , & ne rende les douleurs plus aigues. Ainfi , les malades travaillés du *virus* vénérien ne trouveront jamais leur guérifon dans les eaux minérales : elles ne feront que préparatoires pour l'emploi des moyens capables de détruire le mal.

Telles font les maladies où les eaux chaudes & favonneufes de *Plombières* font prohibées. Voici le moment d'effectuer la promeffe que j'ai faite au commencement de mon ouvrage , en difant un mot de la fontaine qui eft au milieu de la promenade , & en rapportant les maladies où fes eaux font fingulièrement favorables.

ARTICLE IX.

*FONTAINE FERRUGINEUSE, SITUÉE AU MI-
LIEU DE LA PROMENADE.*

EN réfléchissant aux substances contenues dans les eaux de la fontaine qui est
au milieu de la Promenade , & en faisant
attention combien elles ont été salutaires
depuis leur découverte , qui pourroit disconvenir des avantages qu'elles procure-
ront , quand elles feront prudemment con-
seillées ?

Cette eau , selon l'analyse qui en a été
faite , tient en dissolution , environ un quart
de grain de fer par pinte ; on ne peut douter de cette vérité , en jettant les yeux sur
les pierres du bassin de cette fontaine , &
sur celles du canal qui sert de décharge à
cette eau : elles sont couvertes d'un vernis très-doux au toucher ; ce vernis a une
couleur qu'il seroit très-difficile d'imiter
qu'avec de la rouille de fer ; il a un goût

qui n'appartient qu'à cette rouille ; son fédiment, bien defféché, a cette couleur,
qui eft la même que celle qui fe rencontre
fur les baffins de toutes les fontaines ferrugineufes : la matière ochreufe, que l'on apperçoit dans le fond du baffin, provient
également du fer privé de l'intermède qui
favorifoit fa diffolution. Ce font les molécules ferrugineufes, dit M. *Nicolas*, les
moins divifées, qui fe font précipitées. Ces
indices de *mars* fe convertiffent en démonf-
tration par la pierre d'aimant : cette expérience, tant de fois répétée, eft hors de
tout doute ; l'on peut dire qu'elle a le
fens pour elle, & il n'y a point d'opinion
plus certaine que celle qui eft établie fur
le rapport des fens ; leur autorité eft du
plus grand poids en phyfique.

Le fer a le fuffrage des Médecins, pour
diffoudre les engorgemens, & détruire les
obftructions du bas-ventre. Il excelle dans
le traitement des maladies chroniques ; &
c'eft avec juftice qu'on s'accorde à lui donner cette pompeufe épithète, *fuprema mor-
borum chronicorum panacea.* Introduites dans

la maffe du fang , les particules de fer en divifent les molécules , & les broyent , pour ainfi dire. C'eft un remède auffi prompt qu'efficace contre la cachexie, la jauniffe , les pâles couleurs , & la fuppreffion des règles. Dans le traitement des flux de ventre , des fueurs continuelles , & autres maladies qui ont pour caufe une trop grande quantité de férofités , le fer eft un agent très-puiffant , & peut-être le plus falutaire de la Médecine ; puifqu'il en chaffe le fuperflu , affermit les fibres , & rétablit leur élafticité. Les mélancoliques , les vaporeux , fur-tout ceux qui fe plaignent de crudités acides, ou , pour parler avec eux, qui reffentent des aigreurs , fe trouvent très-bien de fon ufage. Quelques obfervations vont mettre en évidence ce que je viens de dire.

Une Fille de 19 ans , qui, à cette époque , ne connoiffoit pas encore la maladie attachée à fon fexe , étoit fujette , chaque mois, à des vomiffemens affreux , & à des palpitations qui l'obligeoient à garder le lit. Tous les remèdes prefcrits par l'art , lui ayant été inutiles , elle s'est rendue , cette année , à *Plombières* , où , par mes conseils , elle a fait usage des eaux thermales en bain , & des ferrugineuses en boisson. Dans l'espace de quatre semaines , ses incommodités sont disparues , & les règles ont coulé.

Une Demoiselle de 21 ans , s'étant beaucoup échauffée à danser , but de la limonade , dans le tems qu'elle étoit couverte de sueur : ses mois se supprimèrent ; le lendemain , l'appétit se perdit ; elle ressentit des douleurs violentes à la région du foie ; il survint une jaunisse , & une grande difficulté de respirer. Un Médecin instruit lui administra des remèdes qui diminuèrent la somme de ses maux ; mais elle n'en fut parfaitement délivrée qu'ensuite de la boisson des eaux ferrugineuses , qui , en même tems , rappellèrent l'évacuation menstruelle.

Une Fille âgée de 24 à 25 ans , d'un tempérament bilieux , étoit , depuis longtems , travaillée des pâles couleurs : quoique ſes règles ne fuſſent pas abſolument ſupprimées, elle étoit affectée de coliques très-aigues. Les purgatifs, les apéritifs, les emménagogues, &c. ne la ſoulagèrent pas; & elle ne doit ſa guériſon actuelle & ſon embonpoint qu'aux eaux de la fontaine ferrugineuſe, qui, en quatre ou cinq ſemaines, lui ont aſſuré une ſanté parfaite.

Je ne finirois pas, ſi je continuois de rapporter les obſervations qui prouvent l'efficacité de ces eaux. Il n'y a pas de Médecin qui ne ſache combien elles ſont précieuſes, & préférables à tout autre remède, quand il faut diviſer des humeurs épaiſſies, & donner du reſſort à des fibres qui ſont dans l'atonie. Je ne puis concevoir par quelle fatalité certaines perſonnes les regardent comme inutiles, & ne veulent pas les conſeiller dans les maladies où elles l'emportent de beaucoup ſur les eaux thermales. Il ſuffit, pour ſe convaincre des vérités que j'ai expoſées ſur les effets des eaux de la fontaine dont on eſt redevable aux ſoins d'un Prélat, ami de l'hu-

manité,

manité, de confulter les perfonnes qui en ont fait ufage cette année & la précédente. Si l'on eft de bonne foi, on fera forcé de leur rendre la juftice qu'elles méritent. (*)

Je ne les confeillerois cependant pas aux perfonnes attaquées de la poitrine. Si quelquefois on les a vu réuffir, c'eft que la maladie avoit fa caufe dans d'autres parties, & que les malades avoient naturellement la poitrine forte. Je ne dois pas omettre que l'exercice eft néceffaire à ceux qui en font ufage : il agit de concert avec

---

(*) Monfeigneur l'Évêque de Soiffons, auffi bon Phyficien que grand Prélat, a tiré cette fontaine de l'obfcurité où elle étoit ; c'eft à fes frais qu'on a pratiqué un baffin pour en recevoir les eaux ; mais elle demande encore quelques dépenfes pour la mettre dans l'état où elle doit être : il faut efpérer que leurs propriétés, généralement reconnues, engageront quelques perfonnes à achever l'ouvrage qui eft abfolument néceffaire. On ne peut fe difpenfer de fuivre la direction du cours de l'eau, pour trouver la fource immédiate, & fur-tout mettre cette fontaine à l'abri des eaux étrangères.

K

les eaux , soit pour rétablir l'ofcillation des
fibres , soit pour accélérer le mouvement
des humeurs.

Entrons maintenant dans un léger détail relatif aux étuves & aux douches ; ex-
pofons les effets des unes & des autres.

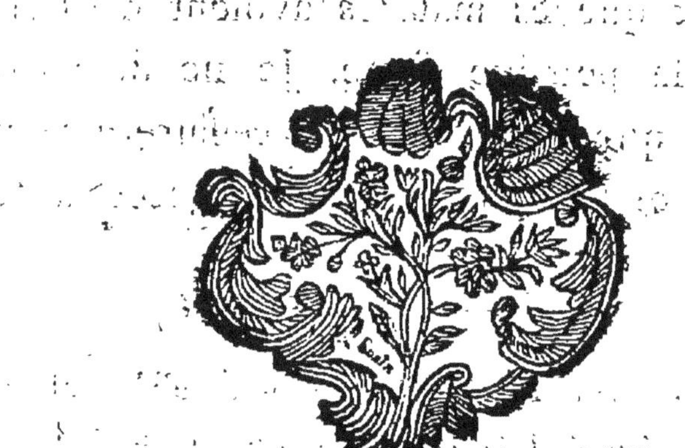

ARTICLE X.

MANIÈRE DE PRENDRE L'ÉTUVE ; MALADIES OU ELLE CONVIENT , ET CELLES OU ELLE EST DEFENDUE.

LEs étuves , de même que les bains , ont des effets particuliers , & une propriété spéciale pour la guérifon de certaines maladies.

L'étuve , comme je l'ai déja dit , eft un petit caveau de pierres de taille , voûté , & enfoncé dans terre , s'élevant peu au-deſſus du rez-de-chauſſée , avec une porte que l'on tient fermée , pour arrèter les vapeurs qui émanent d'une fource très-chaude , qui coule abondamment au-deſſous , & qui provoque aux perfonnes expofées à l'effet de cette vapeur , une fueur très-abondante.

Il ne faut pas croire que l'étuve ne foit propre qu'à exciter des fueurs : fi l'on n'avoit en vue que ce feul moyen , la Médecine pourroit lui fubftituer d'autres agens , qui exciteroient les fueurs avec autant de force. Mais s'agit-il de relâcher , de ramollir , de rendre le tiffu des fibres fouple & flexible ? Rien ne fupplée à l'effet de la vapeur de l'eau chaude.

C'eft pour cela que ces vapeurs feront utiles , & font d'une propriété reconnue pour enlever certaines maladies auxquelles le bain feroit infuffifant , inutile , & même préjudiciable : il ne faut cependant en ufer qu'avec modération ; c'eft un remède qu'il faut careffer ; car vouloir l'outrer , ce feroit l'aigrir.

L'étuve a une vertu fingulière pour enlever la lymphe épaiffie fous la peau , & qui eft devenue acrimonieufe : la fueur qu'elle excite , détruit les demangeaifons , les prurits , la gratelle , & autres maladies de la peau : elle eft recommandable contre les maladies froides , les tendons crifpés , les tumeurs molles & indolentes , les rhumatifmes , les fciatiques , la goutte , la paralyfie , & autres maladies de cette claffe.

Les précautions à prendre pour recevoir des effets falutaires de l'étuve , font 1°. de fe faire purger avant d'y entrer ; 2°. de boire les eaux auparavant , l'efpace de cinq à fix jours , & même davantage ; 3°. de ne commencer ce genre de remède que par gradation , c'eft-à-dire , n'y demeurer , le premier jour , qu'environ un quart-d'heure , & s'y accoutumer infenfiblement , pour y refter une demi-heure , ou trois quarts-d'heure au plus (*).

Il eft intéreffant & même prudent de fe repofer un jour entre chaque troifième ou quatrième étuve ; ceux qui font foibles & délicats , ne doivent même y aller que de deux jours l'un. Il ne faut y entrer qu'une heure après la boiffon , crainte de détourner les eaux par une autre voie que celle des urines ; il feroit fouvent préjudiciable de porter les étuves au-delà de douze à quinze dans la même cure ; on s'en tient communément à fix jufqu'à dix. Il eft dangereux de les prendre deux fois par jour ; c'eft un

---

(*) J'ai vu des malades n'y pouvoir refter au-delà d'un demi-quart-d'heure : s'ils y fuffent demeurés plus long-tems , ils auroient eu des défaillances dangereufes.

abus répréhenfible , qui fatigue & épuife la nature. Si l'on s'apperçoit que l'étuve échauffe trop , il eſt fage d'alterner cet exercice , & même de le quitter pendant quelques jours.

Les perſonnes fujettes aux inflammations, aux oppreſſions , qui ont la reſpiration courte , les poumons affectés , & celles qui ſont dans le cas d'avoir des défaillances , doivent éviter ce genre de remède.

Les vapeurs qui émanent de l'étuve, peuvent encore quelquefois cauſer des maux de tête , en raréfiant trop le ſang du cerveau ; elles peuvent nuire à la vue & à l'ouïe. Pour obvier aux deux derniers accidens , il faut , avant d'y entrer , boucher les oreilles avec du coton , & fermer les yeux pour quelques momens , quand on y eſt entré.

Comme il eſt impoſſible de modérer la chaleur de l'étuve , puiſqu'elle dépend de l'eau qui l'échauffe , toutes les précautions que nous pouvons conſeiller, ſe réduiſent, comme nous l'avons déja dit , à n'y pas reſter trop long-tems. Je répète que trente , ou tout au plus quarante minutes font un tems fuffifant pour les perfonnes les plus robuftes ; les autres y doivent refter moins, à proportion de leurs forces.

J'ai vu des malades qui ont voulu, fous l'efpoir d'une plus prompte guérifon , outrer cet exercice, & qui en ont été incommodés : les accidens qui s'enfuivent ordinairement, font une trop grande raréfaction dans les humeurs , qui fe manifefte par les fymptômes fuivans. Le malade fent un battement de cœur en fortant de l'étuve ; il a la voix rauque , & il s'apperçoit d'une certaine âcreté à la gorge & au palais ; fouvent il eft enchifrené , & il a de l'altération ; l'appétit affez bon auparavant, ceffe fans caufe particulière ; le pouls s'élève fur le foir ; le fommeil eft agité , inquiet, & accompagné de rêves embarraffans , &c. (*).

____

(*) J'ai conftamment obfervé que les étuves qui font au grand bain , font infiniment préférables à celles dont j'ai parlé , & qui font placées , l'une près de la maifon des *RR. PP. Capucins*, & l'autre au-deffus des arcades. Moins chaudes , les malades peuvent y refter beaucoup plus long-tems , & ne font jamais expofés aux accidens

Après avoir parlé des maladies où les étuves conviennent, de celles où elles font contraires, & des précautions à prendre pour en tirer avantage; je vais actuellement examiner l'effet des douches.

qui réfultent de l'action des autres; d'ailleurs, elles guériffent plus fûrement. Je conseille donc aux malades de les préférer, & je fuis très-convaincu qu'ils en retireront plus d'avantages; ou du moins il feroit prudent de commencer la cure par les premières; alors quelques étuves plus ardentes opèrent très-favorablement; fans ces précautions, il y a du danger dans bien des circonftances.

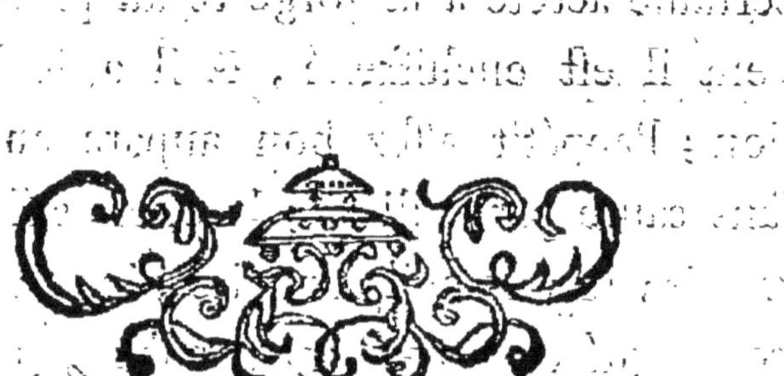

ARTICLE XI.

MANIÈRE DE PRENDRE LA DOUCHE ; MA-
LADIES OÙ ELLE CONVIENT ; CELLES OÙ
ELLE EST CONTRAIRE.

ON entend par *douche*, la chûte d'une colonne d'eau, de la hauteur de trois à quatre pieds, sur une partie malade. C'est souvent par ce moyen que l'on donne du mouvement aux liqueurs en stagnation, qu'on les atténue, qu'on les divise, & qu'on en favorise la résolution ; elle a la faculté, par les chocs & les secousses qu'elle occasionne, de broyer les sucs épaissis : ces sucs font comme pétris par cet agent, qui, par sa manière d'agir, molle, douce, uniforme, l'emporte quelquefois sur tous les autres moyens extérieurs qu'on a pu mettre en usage.

L'effet prompt & avantageux de la douche, donnée comme il faut, ne doit pas étonner, dit le célèbre M. *Louis* : trois

chofes agiffent en même tems fur les liqueurs arrêtées & épaiffies. 1º. La chûte
de la colonne d'eau qui tombe avec roideur, brife, par fa compreffion, les fucs
épaiffis. 2º. La nature de l'eau qui fert à
faire la douche, peut auffi contribuer à
fon effet, fi les parties falines & pénétrantes, qui y font contenues, peuvent
être introduites jufques dans le tiffu de la
partie malade. Y a-t-il un moyen qui puiffe
mieux les faire pénétrer, que la chûte pré-
cipitée de la colonne d'eau, où elles font
répandues ? 3º. La chaleur de l'eau, qui
fe communique à la partie malade, & qui
l'échauffe jufques dans le profond, aide
au mouvement de toutes les liqueurs, l'ac-
célère, & même en communique à celles
qui font arrêtées.

On emploie ordinairement les eaux les
plus chaudes, mêlées au tiers, au quart
ou à la moitié, avec des eaux froides, ou
avec celles qui font reçues dans les baffins. Ces eaux tombent fur la partie affectée, de la hauteur qu'on juge à propos,
pendant qu'on eft affis dans le bain ou

(155)

dans les étuves , & même fans être ni
dans l'un ni dans l'autre ; car on peut pré-
fenter au robinet des fontaines , ou fous
les cuveaux qui fervent à donner la douche , le bras ou la main, la jambe ou le
pied ; mais quand il faut doucher quelqu'autre partie , on eft plus commodément
au bain & à l'étuve.

Il n'arrive que trop fouvent qu'on abufe
de cet agent falutaire , en prenant les eaux
trop chaudes , fur-tout au commencement
qu'on s'en fert : bien loin d'en retirer alors
quelques avantages , il devient nuifible , &
rend le mal rebelle à ne pouvoir plus guérir ; parce que la chaleur des eaux , alors
trop active , refferre les pores de la peau ,
tandis qu'on a intention de les ouvrir ; elle
épaiffit les humeurs ftagnantes , en faifant
évaporer ce qu'il y avoit de plus fubtil &
de plus fluide.

Quand bien même je ne pourrois prouver cette affertion , la raifon feule fuffit
pour en foupçonner le danger ; mais l'expérience en a tant de fois démontré les accidens les plus redoutables , qu'il eft im-

poſſible d'en diſconvenir. *Richardot*, qui a paſſé un grand nombre d'années à *Plombiè-res*, dit qu'il a obſervé „ qu'à certaines oc-
„ caſions qu'on a reçu les douches trop
„ chaudes , ſur-tout au commencement
„ qu'on s'en ſert , elles ont rendu le mal
„ rebelle , à ne jamais guérir , bien loin de
„ profiter aux malades „.

Quelques obſervations , faites par M. *Le-maire* , vont mettre cette allégation dans le plus grand jour.

Un Eccléſiaſtique prenoit les eaux de *Plombières* pour une ſciatique qui le tour-mentoit depuis trois à quatre ans , & pour laquelle il avoit déja pris les mêmes eaux deux ou trois fois , ſans ſuccès , à cauſe du peu de méthode qu'il obſervoit en les pre-nant. C'étoit un homme vigoureux & d'un bon tempérament , & qui ne vouloit s'aſſu-jettir à aucun régime. Son Médecin , qui avoit projet de l'obſerver , le viſitoit ſou-vent. Étant allé le voir un jour , vers les quatre à cinq heures du ſoir , il lui dit qu'il reſſentoit une eſpèce de tiraillement à l'é-paule , qu'il ſoupçonnoit être cauſé par l'effet de la douche , qu'il s'étoit avisé de prendre sur cette épaule , qui , en tombant sur cette partie , lui paroissoit aller jusqu'au cœur , tant elle étoit chaude ; & voulant donner une idée plus juste de ce qu'il sentoit , il remua l'épaule , en disant : *Voilà comme cela fait.* Le Médecin , s'appercevant qu'il continuoit ce mouvement , qu'il répétoit le même discours , soupçonna quelque chose d'extraordinaire : il le fit marcher , en le soutenant ; mais à peine l'eut-il soulevé , que le mouvement convulsif s'étendit à la cuisse & à la jambe du même côté. A l'instant , il le fit saigner au bras , & lui donna quelques cuillerées d'une potion anti-spasmodique ; en moins d'un quart-d'heure les mouvemens convulsifs cessèrent. Cet accident effraya tellement le malade , qu'il retourna chez lui , sans vouloir faire davantage aucun exercice.

Une Demoiselle , âgée de soixante-cinq ans , travaillée d'un engourdissement au bras , fut conseillée d'aller à *Plombières.* Bientôt cette douleur se calma ; mais elle en ressentit une autre le long du *sternum* avec chaleur , qui fut fuivie d'une toux sèche & d'une difficulté de refpirer. Cette nouvelle maladie , plus fâcheufe que la première , étoit occafionnée par des douches trop chaudes. A ces fymptômes fe joigni-rent la maigreur , un embarras dans la tête, qui fembloit tenir de la folie , avec une petite fièvre qui ne la quitta qu'à la mort.

Un Religieux fut attaqué , à l'âge de cin-quante-cinq ans , d'un rhumatifme qui oc-cupa d'abord toutes les parties inférieures jufqu'à la ceinture ; on l'envoya à *Plombiè-res* , où , étant arrivé , il fe baigna au grand bain , par préférence aux autres qui font beaucoup plus tempérés. Il falloit , lui di-foit-on , des remèdes violens aux maux vio-lens. Dès la première fois qu'il prit ce bain , le rhumatifme gagna l'épaule , le bras & tout le côté , fans quitter les parties infé-rieures : ce mauvais fuccès fit qu'on l'en-voya à l'étuve , après avoir décidé que le bain ne convenoit pas à fon mal. L'étuve n'eut pas un fuccès plus heureux ; le rhu-matifme gagna l'autre côté , avec le bras & l'épaule , en forte qu'il n'y avoit que le cou

& la tête qui fuſſent exempts de douleurs. On décida que les eaux ne lui convenoient en aucune manière ; on lui fit quitter la boiſſon , & on le reconduiſit dans ſon couvent. Cependant un état ſi fâcheux , auquel les remèdes ordinaires ne procurèrent aucun ſoulagement , détermina à l'envoyer de nouveau à *Plombières*. La conduite qu'il y tint , très-différente de la première , triompha de la maladie. On commença à le faire boire pendant trois jours ; il prit médecine le quatrième ; le ſixième , deux jours après la purgation ; on le fit porter dans un bain tempéré , dans lequel il reſta vingt-cinq minutes. Le ſecond bain fut d'une demi-heure ; au troiſième , il prit une douche légère ſur les pieds & les jambes ſeulement ; au quatrième bain , on fit doucher les pieds , les jambes & les cuiſſes ; en augmentant ainſi par degrés , il la recevoit ſur toutes les parties qui ſouffroient ; enfin , il fut en état de ſe promener au bout de quinze jours. Après avoir reſté à *Plombières* vingt-deux ou vingt-trois jours , il retourna dans ſon monaſtère , très-bien guéri.

Cette observation, une des plus belles que l'on puisse faire, donne lieu à bien des réflexions, & fait voir le danger que l'on encourre, en se comportant mal dans l'usage des eaux minérales. J'ai donc bien raison de répéter qu'en rendant la douche beaucoup plus tempérée qu'on ne le fait ordinairement dans pareilles circonstances, elle seroit beaucoup plus efficace. Cette vérité sera très-palpable à celui qui voudra bien faire attention que la bonté de cet agent consiste principalement dans les mouvemens & les secousses qu'il occasionne, par sa chûte, à la partie souffrante. Or ce mouvement & ces secousses ne dépendent point de la chaleur de l'eau, mais de sa vitesse & de sa masse. Ainsi, il est facile de conclure que la grande chaleur de l'eau de la douche, souvent si dangereuse, n'est jamais utile. Une eau qui est tempérée, n'a jamais l'inconvénient de resserrer les fibres, & de diminuer le calibre des vaisseaux de la partie sur laquelle on la recevra. Il y a déja bien long-tems que des observateurs exacts se sont élevés contre

tre

tre la pratique ufitée jufqu'aujourd'hui ;
mais le préjugé eft difficile à détruire ;
c'eft un tyran cruel, qui conferve long-
tems fon empire. Sans doute que les accidens qui arrivent fi fréquemment par
l'effet des douches trop chaudes, feront
un jour ouvrir les yeux.

Lorfque les douches font reçues dans un
degré de chaleur convenable au mal, &
que leur activité, naturellement pénétrante, eft favorifée par une chûte d'eau
continuelle, fouvent, en frottant avec la
main la partie affligée, on s'apperçoit que
les tumeurs s'amolliffent, & l'on y reffent
un fentiment fourmillant, accompagné de
légers picotemens ; ce qui eft de très-bon
augure.

Mais, pour tirer de la douche les avantages qu'on a droit d'en attendre, il feroit
imprudent d'en faire ufage, fans avoir fait
précéder le bain ou la boiffon pendant l'efpace de trois à quatre jours. Avant d'a-
voir recours à ce genre de remède, il eft
de néceffité de rendre les fibres flexibles,
les difpofer à s'étendre, à fe prêter aux

L

mouvemens nécessaires pour déplacer l'humeur , & en favoriser la résolution : sans
cette précaution , on ne peut se flatter
du succès.

Quand on est entré au bain ou à l'étuve ,
il ne seroit pas sage de prendre la douche
aussi-tôt ; ce n'est qu'à la fin de l'un ou
de l'autre exercice , qu'il faut s'en servir.
On doit donner aux liqueurs un certain
degré de mouvement & de chaleur : sans
cette attention , elles se raréfieroient trop
subitement , & il pourroit s'ensuivre des
varices. Il faut donc donner à toute la
masse des humeurs une raréfaction propor-
tionnée , qui rende moins sensible la partie qui doit recevoir la colonne d'eau. Il
est encore très-essentiel de ne pas la recevoir continuellement sur le même endroit ;
il faut conduire la partie malade de droite
& de gauche , enfin , la mouvoir de façon
que les parties adjacentes soient également
exposées à la chûte de l'eau ; si l'on y
manque , on rend les vaisseaux variqueux.

On peut recevoir la douche sur toutes
les parties du corps , dans les cas de ca-

tharre , de céphalalgie , de vertiges , d'a-
poplexie , de mémoire affoiblie , &c. L'expérience a montré plufieurs fois l'utilité
de ce remède, en recevant la colonne d'eau
fur la nûque & l'épine. Il eft dangereux
de la recevoir fur le fommet de la tête ,
comme je l'ai vu confeiller très-mal-à-pro-
pos : quand bien même on auroit la précaution de la couvrir d'un bonnet d'éponge ,
il en peut réfulter des accidens très-fâ-
cheux. On a vu plufieurs fois des perfonnes qui ont eu lieu de fe repentir de leur
témérité. Il eft fouvent furvenu des com-
motions violentes au cerveau , & une très-
grande raréfaction dans les liquides de ce
vifcère , qui ont fait craindre pour la vie.
On en a vu dont l'œil eft forti de fon
orbite.

Un Soldat , en garnifon à *Strasbourg* ,
attaqué d'une paraplégie parfaite , fut en-
voyé à *Plombières* : il dit à M. *Lemaire* ,
que , fuivant le confeil qu'on lui avoit
donné , il devoit prendre la douche fur
le côté de la tête paralytique ; mais il lui

défendit abſolument d'en faire cet uſage ,
non ſeulement ſur la tête , ce qui pouvoit
lui cauſer la mort , mais encore ſur la face.
Ce Soldat , mépriſant cet avis , prit la
douche ſur la tête ; à la ſeconde fois , ſon
œil parut enflammé ; à la troiſième , il
ſortit de ſon orbite , & pendoit ſur le milieu de la joue.

Il faut s'accoutumer inſenſiblement à l'effet de la douche , crainte d'irriter & de
fixer une humeur qu'on a deſſein de fon-
dre & de diſſiper ; c'eſt à quoi ceux qui
ſont travaillés de la goutte , de ſciatique ,
de douleurs fixes , de tumeurs dures , indolentes & œdémateuſes , doivent faire la
plus grande attention.

Il y a des infirmités auxquelles il eſt
d'un grand avantage d'y faire des frictions ,
& leur donner du mouvement , quand on
reçoit la douche , ou auſſi-tôt après l'a-
voir reçue : c'eſt , par exemple , lorſque
les muſcles & le tiſſu cellulaire ſont imbi-
bés & gonflés par des humeurs qui y ſont
fixes ; lorſque des tendons ſont retirés ,

ou durcis par quelque cauſe que ce ſoit ; quand des parties ſont douloureuſes & affectées de loupes , de ganglions , de *nodus* , de tumeurs froides & indolentes , de ſcrophules , & autres vices de cette nature.

Il n'en eſt pas de même des incommodités qui ſont les ſuites d'une apoplexie, d'une paralyſie , de rhumatiſme , de fluxions , &c. Le mouvement & les frictions y ſont au moins inutiles dans le tems de l'action de la douche , & pourroient même y être nuiſibles : il ſeroit ſuperflu d'en donner ici la raiſon ; les perſonnes inſtruites la connoiſſent.

C'eſt particulièrement dans le traitement des anchyloſes où la douche convient. Cet agent , en portant un mouvement doux dans les ſucs épaiſſis qui forment ces maladies , en commençant même leur liquéfaction par les particules pénétrantes qu'il peut leur envoyer , eſt dans le cas d'aſſouplir les ligamens & les aponévroſes , qui deviennent par-là d'excellens précurſeurs du mouvement qui doit rendre aux pièces articulées la liberté, de leur jeu, & faire évanouir l'anchylofe.

Il n'eft pas moins falutaire dans la rétraction des tendons , les tumeurs blanches des articulations , & dans toutes les maladies de ce caractère, qui ne font pas de nature à s'enflammer ; car , dès que l'inflammation paroît fur une tumeur , il eft dangereux , & il faut auffi-tôt l'abandonner.

On l'emploie avantageufement contre le tremblement & la foibleffe des parties. On ne peut douter de fon effet falutaire pour fortifier l'eftomac , & par-là faciliter les digeftions ; il diffipe efficacement les ventofités contenues dans cet organe , qui occafionnent des douleurs fi violentes ; enfin on le donne fur toutes les parties du corps qui ont befoin d'être échauffées & corroborées.

En difant qu'on peut prendre la douche fur toutes les parties du corps, on a vu, il n'y a qu'un momént, que la tête ne doit pas y être comprife ; les vifcères du bas-ventre

feroient également refpectés , fi l'on ne prenoit pas les précautions fuivantes. Dans ce
cas , on la reçoit étant dans le bain , & on
fait en forte que la partie qu'on veut doucher , foit couverte d'un pouce d'eau , ou
l'on fe fert d'une ferviette pliée en plufieurs
doubles ; par l'une ou l'autre de ces précautions , on brife la force de la colonne
d'eau , & l'on en diminue l'action. Je ne
confeille ces moyens , qu'après avoir vu
plufieurs malades avoir pris ainfi la douche
avec fuccès , dans différentes maladies des
vifcères du bas-ventre.

Ce remède fe prend à toutes heures ,
depuis le printems jufqu'en automne , pendant plus ou moins de tems , felon que les
forces le permettent , & l'état de la maladie.

Quelque bienfaifantes que foient les douches données convenablement , elles peuvent caufer des accidens redoutables , quand
elles font mal adminiftrées ; nous avons
rapporté des obfervations qui prouvent
l'une & l'autre affertion. Il en eft de même

des eaux prifes en boiffon & en bain ; l'in-
conduite de certaines perfonnes qui en font
ufage , peut entraîner des dangers auxquels
il eft fouvent difficile de remédier : il peut
en arriver de très - férieux , lorfqu'on les
prend pour des maladies où elles ne conviennent pas , quand bien même ces maladies paroîtroient légères.

ARTICLE XII.

ATTENTIONS GENERALES SUR L'USAGE DES EAUX.

L'Intérêt que tout citoyen doit prendre pour ſes ſemblables , l'honneur que ces eaux ont acquis depuis tant de ſiècles , ſont les motifs qui me déterminent à prévenir 1°. Que ſi , dans leur uſage , il arrive qu'on ſe trouve foible ou trop fatigué , on doit les interrompre pour un , deux ou trois jours. 2°. Si l'appétit ſe trouve perdu , diminué ou dépravé ; ſi une foibleſſe , une douleur d'eſtomac , un hoquet , un vomiſſement , &c. ſurviennent , on doit porter ſon attention , ſavoir , ſi c'eſt l'excès de ces eaux qui le cauſe , alors il faut en diminuer la quantité pendant quelques jours ; mais ſi ces accidens proviennent d'embarras dans les premières voies , ſi l'eſtomac ſe trouve chargé , ſi la bouche eſt amère ou pâteuſe , il faut néceſſairement ſe purger. 3°.

Si le malade reſſent des chaleurs d'entrailles , des douleurs de reins , une ſoif ardente ; s'il lui ſurvient des vertiges , des convulſions , des veilles importunes , il faut abſolument diſcontinuer les eaux pendant pluſieurs jours , pour ſe mettre à un régime rafraîchiſſant , & leur ſubſtituer les eaux minérales de *Buſſang* , ou celles de la fontaine de la *Promenade* , qui , dans ces circonſtances , peuvent être de la plus grande efficacité. 4°. Si le Baignant ſe trouve aſſoupi , s'il a des peſanteurs , il doit obſerver un régime , éviter les alimens de difficile digeſtion , chercher des compagnies amuſantes , faire un léger exercice , ſoit à la promenade , ſoit par d'autres moyens , & ſur-tout avoir le ventre libre. Quelquefois il faut employer la ſaignée ; quelquefois il faut faire des frictions modérées , qui ſont ſouvent du plus grand avantage. 5°. Il arrive aſſez fréquemment que l'on reſſent , dans le bain , des douleurs aigues à l'eſtomac : ces douleurs proviennent , le plus ſouvent , d'une mauvaiſe digeſtion ; dans ce cas , le bain eſt nuiſible , & il eſt ſage de détruire , par l'effet d'une médecine , les mauvais levains qui exiftent , & obferver enfuite un régime très-exact. 6o. Quand un malade eft attaqué de la fièvre , il faut faire la plus grande attention à la caufe de cet accident , pour lui oppofer les remèdes convenables : tant que la fièvre fubfiftera , il n'eft pas poffible de fe baigner.

Il n'eft pas rare de voir tous ces accidens à *Plombières*. Certaines perfonnes négligent les confeils qu'on leur donne ; elles s'imaginent que des eaux auffi bénignes ne peuvent leur faire de mal ; elles les prennent fans précaution , fans régime , comme fi c'étoit un remède dont on dût abufer , & dont on pût fe fervir fans méthode ; mais fouvent la fuite de cette conduite eft au-moins la non-guérifon de la maladie.

Après ce préliminaire , que j'ai cru néceffaire , je vais indiquer la manière de fe fervir des eaux chaudes en boiffon & en bain , & du régime qu'il faut obferver.

ARTICLE XIII.

PRECAUTIONS QU'IL FAUT AVOIR PENDANT L'USAGE DES EAUX EN BOISSON.

IL n'eft guères poffible de prefcrire une règle générale & uniforme dans l'emploi des eaux minérales, à caufe des différentes maladies, du tempérament, de l'âge, du fexe, ou des divers accidens qui peuvent furvenir. En voulant y affujettir les Baignans, ce feroit les expofer à ne pas ref-fentir les effets favorables qu'ils ont droit d'en efpérer. Il faut qu'ils foient prudens, qu'ils fe confultent, ou pour mieux faire, qu'ils s'adreffent à un homme de l'art éclai-ré, qui leur indiquera la route qu'ils doi-vent fuivre pour la guérifon de leurs in-firmités. Ce feroit bien à tort, fi l'on foup-çonnoit que c'eft mon intérèt particulier qui m'engage à confeiller aux malades de confulter un Médecin, puifque je ne vais à *Plombières* que pour y voir les malades que j'y envoie, & pour y examiner les effets des eaux. C'eſt uniquement l'envie que j'ai d'être utile , qui me détermine à donner ce conſeil.

Il y a des règles générales qu'on doit abſolument obſerver : bien des malades , pour les avoir négligées , ont quitté *Plombières* ſans aucun ſoulagement, & quelquefois plus incommodés. Qu'on ne s'imagine pas , parce que quelques Baignans ont été guéris d'une maladie pareille à celle dont on eſt attaqué, ſans s'être gênés , & ſans avoir ſuivi une méthode ſage , que l'on ſera aſſez heureux pour avoir le même ſuccès.

Je conſeille donc aux étrangers , qui ſont dans le cas de prendre les eaux minérales , de ſe préparer à ce voyage huit ou quinze jours auparavant, par un bon régime , & par les remèdes preſcrits par leurs Médecins. Il ſeroit ſalutaire que ceux-ci donnaſſent l'hiſtoire de la maladie , ſa durée , le tempérament du ſujet , l'âge , l'habitude ,. les remèdes qui ont été mis en uſage ; enfin , établir la nature , l'efpèce & le genre de la maladie, afin que les Médecins, qui feront confultés, puffent avoir une connoiffance parfaite d'un mal qu'une confultation momentanée ne peut donner, & que par-là ils fuffent en état d'ordonner ce qui eft néceffaire. Il leur feroit avantageux de fe rendre à *Plombières* fans fatigue, à petites journées, & fans perdre leur fommeil ; mais fur-tout ils ne doivent point avoir de foucis ni d'inquiétudes.

Il feroit encore intéreffant pour leur fanté, qu'ils fe repofaffent un ou deux jours, pour fe remettre des fatigues d'un long voyage ; enfuite commencer par les remèdes généraux, s'ils en ont befoin, avant l'ufage des eaux, qui doit varier dans chaque fujet, felon l'âge, le tempérament, & la nature de la maladie. Ces remèdes généraux confiftent dans la faignée & la purgation : quelquefois la première opération n'eft pas néceffaire ; quelquefois il faut la répéter.

Il n'en eft pas de même de la purgation ; il eft prefque toujours indifpenfable de l'employer , pour mettre les premières voies en état de se débarrasser des humeurs qui pourroient s'introduire dans le sang. Ainsi , je pense que cette préparation est nécessaire avant de boire les eaux.

Il se rencontre des tempéramens auxquels la boisson de quelques jours est utile avant de se purger : par ce moyen , on délaye les matières contenues , on les rend plus fluides , & l'effet du purgatif est plus assuré & plus avantageux.

Les purgatifs doivent être doux, les drogues récentes & d'une bonne qualité ; & pour en faciliter l'effet , on se trouve très-bien de la boisson d'eau chaude de la fontaine du *Crucifix*.

On voit journellement des malades tomber dans des inconvéniens , même fâcheux , pour avoir négligé cette précaution, avant ou en commençant les eaux. On est si persuadé de sa nécessité , qu'il est moralement impossible de prendre les eaux à *Plombières* , pendant quelques jours , sans en être averti. Les uns sont attaqués de coliques ; d'autres de douleurs à l'estomac ;

ceux-ci perdent l'appétit ; ceux-là ont des laſſitudes dans les membres, &c. Mais une erreur principale, qui règne parmi les Buveurs, eſt de croire que les mêmes précautions ſuffiſent à tous ceux qui font uſage des eaux, dans quelqu'état qu'ils ſoient, & de quelles circonſtances cet état ſoit accompagné ; mais l'obſervation fait penſer très-différemment. Ces attentions, qui ſont, à la vérité, ſuffiſantes pour un grand nombre de ceux qui prennent les eaux, ſeroient inutiles, de même que les eaux à beaucoup d'autres, s'ils n'avoient ſoin d'y en ajoûter de particulières. Par exemple, ceux qui ſont attaqués d'enflures œdémateuſes, ceux qui ont des maux de tête périodiques, ne remporteroient aucun fruit de l'uſage même des eaux, s'ils ſe bornoient de les prendre ſeulement avec les précautions ordinaires. Les femmes à vapeurs, les hypocondriaques n'en recevroient pas plus d'avantages ; il en ſeroit de même des ſujets chez leſquels les humeurs ſont extrêmement tenaces & viſqueuſes ; les eaux n'ont pas aſſez d'activité pour

les

les détruire , il faut les aiguifer & les aider par quelques purgatifs légers , qui ,
pris à petites dofes , & réitérés tous les
trois ou quatre jours , favorifent l'effet
des eaux , en détachant ces humeurs, &
en les évacuant par les felles.

Quoique je prétende , d'après l'expérience , que la faignée & la purgation font
néceffaires , il fe rencontre cependant des
cas où elles ne conviennent pas , & même
où elles feroient nuifibles; c'eft lorfqu'un
malade a été faigné & purgé depuis peu ;
que l'eftomac & les vifcères font affoiblis
au point de ne pouvoir fupporter les purgatifs , ou qu'ils ne font pas embarraffés
par des humeurs étrangères ; lorfqu'il y a
chaleur dans les entrailles , & quand les
urines font ardentes , rouges , & en petite quantité : dans ces circonftances , &
beaucoup d'autres qu'il feroit trop long de
rapporter ici , il faut s'en abftenir.

La faignée eft contr'indiquée chez les
vieillards & les enfans ; quand les forces
font épuifées ; quand le vifage eft pâle ou

jaune ; quand le pouls eſt foible ; que l'on mange peu ; que l'on mène une vie frugale & laborieuſe ; quand on eſt fort gras & replet ; que l'on a du chagrin , & quelques peines d'eſprit.

La méthode la plus ordinaire de faire uſage des eaux minérales , eſt de commencer par la boiſſon : on ne peut déſigner l'heure ; elle dépend de la ſaiſon & de l'habitude où l'on eſt de ſe lever matin , & de dormir tard.

Lorſque le tems eſt froid & pluvieux , quand il y a des brouillards , il eſt prudent de ne pas les prendre ſi matin , ni même auſſi-tôt qu'on eſt levé : il ſeroit à craindre que l'eſtomac n'eût pas exactement digéré les alimens de la veille ; & alors il ſeroit bon de faire un peu d'exercice avant la boiſſon.

Quand le tems eſt chaud & ſerein , on peut boire dès les cinq heures du matin , ſans cependant interrompre ſon ſommeil , ſi l'on eſt dans l'habitude de dormir plus tard. La nature réclame contre les changemens fubits : d'ailleurs , il eft fuffifant que la boiffon foit terminée trois heures avant le dîner.

Ceux qui commencent avant cinq heures , & il y en a beaucoup , fe mettent dans le cas de précipiter une digeftion qui n'eft pas achevée , & de faire paffer dans le fang un chyle crud , mal élaboré , groffier , dont le caractère eft très à craindre. Outre cela , ils font forcés de prendre fur un fommeil qui devient auffi néceffaire que la nourriture.

Si , au contraire , on commence trop tard , & qu'on n'ait pas fini la boiffon à huit heures , l'intervalle entre cette boiffon & le dîner , n'eft pas fuffifant ; l'ufage de *Plombières* étant de dîner à onze heures : il eft alors de néceffité de dîner plus tard , fi l'on ne veut pas s'expofer à des inconvéniens.

Ceux qui commencent la boiffon trop tard , fur-tout s'ils baignent , & s'ils vont à l'étuve , encourent des dangers , parce qu'il eft néceffaire , avant de manger , que la chaleur caufée par les exercices foit dif-

fipée : l'efpace de tems eft trop court; &
je préviens que cette attention importante
ne doit pas être indifférente aux Buveurs.

On ne peut cependant défapprouver la
conduite de ceux qui , par habitude, ne
dinant qu'à midi ou à une heure, commencent à boire les eaux feulement vers les
fept à huit heures : il fuffit , comme je l'ai
déja dit , de mettre un intervalle de trois
heures , avant de prendre des alimens.

Pour ce qui eft de la quantité d'eau
qu'on doit prendre par jour , il faut s'y
accoutumer peu-à-peu , & confulter les
forces de fon eftomac. L'ufage ordinaire
eft d'en boire , les premiers jours , deux ,
trois ou quatre verres, de quatre à cinq
onces l'un , en mettant un intervalle entre les uns & les autres , qui n'eft pas
fufceptible d'une règle générale. Les eaux
paffent plus facilement & plus vîte chez
les uns que chez les autres. Pour fe conduire prudemment , il ne faut retourner
à la fontaine , que quand on fe fent en
état de boire de nouveau , fans faire aucun effort. Il eft des jours où l'eftomac a

peine à les digérer ; c'eſt quand il tombe de la pluie ; qu'il y a du brouillard , ou que le tems eſt couvert : il eſt certain qu'on boit plus difficilement , quand l'at- moſphère eſt ainſi modifiée.

Le jour ſuivant , on peut augmenter d'un ou de deux verres , & ainſi graduellement juſqu'à telle quantité que l'eſtomac pourra aiſément ſupporter , & s'y tenir , ſi l'on peut , juſqu'à la fin : il eſt dangereux de le trop charger , & abuſif de les diminuer , avant de finir , à la même proportion qu'on les a augmentées : cette méthode pourroit diminuer leurs effets , & empêcher de les bien rendre ſur la fin. Cependant ſi l'eſto- mac ſe trouve ſurchargé de la dernière quantité qu'on a priſe , comme dix , douze à quinze verres , on doit néceſſairement ſe réduire à une moindre quantité , afin de ne le pas trop fatiguer ; & s'en tenir là , à moins d'une grande répugnance : il y a des tempéramens auxquels dix verres de boiſ- ſon feront autant d'effets , & peut-être plus , que vingt-cinq dans un autre.

Il faut , dit-on à *Plombières* , autant qu'il

eſt poſſible , boire les eaux immédiatement à la ſortie de la ſource , & auſſi-tôt qu'elles ſont puiſées , ſans les laiſſer évanter , en tenant long-tems le verre à la main. Je ne ſuis pas de cet avis , que je regarde comme un abus très-répréhenſible : cette eau , comme l'a très-bien obſervé M. *Nicolas* , charrie des paillettes de *mica* , leſquelles venant à ſe loger dans les replis de la membrane veloutée de l'eſtomac , peuvent y occaſionner une irritation capable de cauſer des coliques , & provoquer le vomiſſement. Il eſt donc néceſſaire de laiſſer répoſer l'eau un moment , avant de la boire , pour donner lieu au *mica* de ſe précipiter au fond du verre.

On interrompt la boiſſon d'un verre à l'autre , par quelques pas de promenade , que l'on fait en plein air , ſi le tems le permet , en gardant cependant , dans cet exercice , de la modération ; car , en ſe promenant avec activité , on détermine les eaux par les ſueurs , qui ne ſont pas toujours la voie la plus favorable. En reſtant dans l'inaction , les eaux ſéjourneroient

trop long-tems dans l'eftomac , & pourroient exciter le vomiffement. Si des malades , pour des caufes particulières , étoient
dans cette dernière difpofition , on leur
confeille d'aider l'effet du vomiffement pár
une furcharge d'eau qui le facilite , & un
inftant après on recommence la boiffon.

Il y a des cas particuliers où les eaux
paffent beaucoup mieux , & font plus de
bien , en les prenant étant encore dans fon
lit ; mais l'expérience décide en faveur de
la promenade , pour le plus grand nombre.
En général , il n'y a pas d'inconvénient à
en boire quelques verres dans fon lit ,
pourvû qu'en fe levant quelques momens
après , on aille continuer à la fontaine.

On facilite l'évacuation des eaux par un
petit exercice à pied ou à cheval , en fe
mettant au lit , ou en entrant dans le bain :
fi ces eaux ne paffent pas , ou fi elles paffent
par une voie qu'on ne defire pas ; fi le
ventre fe dérègle , il faut adminiftrer les
remèdes qui déterminent les eaux par une
voie falutaire.

C'eft un abus très-répréhenfible de permettre un bouillon gras, après avoir bu les eaux ; il n’y a que les perſonnes maigres, exténuées, à qui on pourroit le conſeiller ; encore feroient-elles mieux de s’en paſſer, s’il leur étoit poſſible : le mélange du bouillon peut nuire à l’efficacité des eaux.

Bien des perſonnes délicates s’imaginent qu’elles ne pourroient ſoutenir le bain, ou l’étuve ou la douche, ſans avoir pris, ou du potage, ou quelqu’autre aliment ſolide. C’eſt une erreur préjudiciable, que nous confirmerons ci-après par des obſervations ; car il eſt très-certain qu’elles ſoutiendront ces exercices beaucoup plus facilement, lorſqu’elles n’auront point pris d’alimens ; & il eſt de notoriété qu’elles feront d’autant plus fatiguées, que les alimens feront plus nourriſſans, ou en plus grande quantité ; de façon que celui qui aura pris un potage, avant d’aller au bain, ſera plus fatigué que s’il n’eût pris qu’un bouillon. C’eſt pour cette raiſon que je dois avertir ceux qui voudront abſolument ſe baigner matin & ſoir, de ne prendre le dernier exercice que le plus loin du dîner qu’il ſera

poffible. C'eft , fans doute , pour cette raï-
fon que les pauvres malheureux qui font à
l'Hôpital , ne fe reffentent jamais , ou que
très-rarement , de la bienfaifance des eaux ,
parce qu'on ne leur permet , je ne fais par
quel motif , d'aller au bain que fur les neuf
à dix heures du matin , & qu'après avoir
mangé : tous les Médecins fentent le danger
d'une pareille méthode.

Le tems néceffaire pour efpérer quelques
effets des eaux , ne peut être moins que de
trois femaines , & très-fouvent davantage ,
fuivant la nature du mal , & fon opiniâtreté.
Il y a des maladies qui obligent à une feconde & à une troifième faifon , avant d'en
obtenir la guérifon. Il eft très-fouvent impoffible de favoir dans un intervalle de
douze à quinze jours ce que les eaux opé-
reront ; on n'a jamais , ou très-rarement ,
vu des malades à qui ce tems eût été fuffifant , à moins que les maladies ne foient
légères. Il eft d'une obfervation conftante
que des perfonnes qui n'ont eu aucun
foulagement , après quinze jours d'exercices faits avec exactitude , ne laiffent pas de

se trouver parfaitement bien , & d'obtenir une guérison radicale en les continuant vingt ou vingt-quatre jours. On a presque toujours remarqué qu'il étoit dangereux de les quitter à moitié , c'est-à-dire , après en avoir fait usage pendant dix , douze ou quinze jours , & que ceux qui s'étoient ainsi comportés , pour des raisons particulières , se trouvoient beaucoup plus mal : c'est , sans doute , pour cela que les infirmes de l'Hôpital , qui n'y peuvent rester que quinze jours , retournent chez eux souvent plus mal qu'à leur arrivée.

Cette assertion n'étonnera pas , quand on voudra bien faire réflexion que ces eaux agissent très-lentement ; qu'il faut un laps de tems suffisant pour corriger & dissiper les humeurs viciées qu'elles commencent par délayer , en les rendant plus fluides , conséquemment plus propres à rentrer dans les couloirs & être évacuées ; ainsi , en ne les continuant pas assez long-tems , ces humeurs morbifiques , devenues étrangères , ne peuvent être dissipées ; elles sont donc dans un état bien plus capable de blesser les fonctions.

Quoique le caractère des eaux minérales foit de paffer par la voie des urines, ou de celle des fueurs, cependant il fe rencontre quelques perfonnes à qui une quantité médiocre procure plufieurs felles ; il faut qu'elles s'en tiennent à cette quantité. Cet effet eft fouvent très-falutaire, en ce qu'elles entraînent des humeurs qui, par leur groffièreté, ne pourroient être chaffées par d'autres voies, fi ce n'eft par l'action de ces eaux ; ce qui demanderoient beaucoup de tems. Ceci, dit M. *Lemaire*, eft fi parfaitement conforme à l'expérience, que j'ai peu vu de perfonnes purgées par la boiffon de ces eaux, à qui elles n'aient reuffi à fouhait. En effet, elles entraînent plus d'humeurs en cinq ou fix jours, lorfqu'elles purgent, qu'elles ne font dans vingt jours, en ne paffant que par les fueurs & les urines.

Cependant fi la boiffon des eaux chaudes occafionnoit une diarrhée qui fatiguât le malade, il faudroit en arrêter la violence : il fuffit de les couper avec l'eau favonneufe, c'eft-à-dire, en buvant l'une & l'autre al-

ternativement. Cetté pratique, quelque fim-
ple qu'elle foit, a été tant de fois couronnée
du plus heureux fuccès , qu'il n'eft pas
poffible d'en douter.

La néceffité oblige quelquefois d'interrompre la boiffon & le bain , ou l'un fans
l'autre ; il eft même très-utile de le faire
pour donner quelque relâche à une perfonne délicate , qu'un exercice trop long-
tems continué fatigueroit , ou par d'autres
raifons qui regardent particulièrement le
fexe.

Enfin , la faifon des eaux étant expirée,
il feroit très-à-propos de fe repofer un ou
deux jours , avant de fe mettre en campagne ; ne s'y point fatiguer ; marcher à
petites journées ; fur-tout ne pas marcher
la nuit , & obferver , pendant très-long-
tems, un régime de vie très-exact.

J'ai encore un mot à dire fur cet article , que je vais finir par une réflexion
de la plus grande importance ; & je prie
les Buveurs de ne pas la regarder comme
indifférente.

Il eft de principe en Médecine , que

prefque toutes les maladies , & principalement celles qui font invétérées , exigent
que les remèdes féjournent pendant quelque tems , pour opérer efficacement la def-
truction de leur caufe. Or , fi les eaux
paffent promptement , on les rendra , pour
ainfi dire , comme on les aura prifes. Auront-elles eu le tems d'aller fouiller jufques
dans les réduits des vifcères ? Auront-elles
entraîné les obftacles qu'elles ne trouveront pas dans leur route ? Que devien-
dront les impuretés glaireufes , inhérentes
aux parties qui y font retenues depuis
plufieurs années ? Peut-on s'imaginer que
les eaux , qui prendront fubitement la voie
des urines & des fueurs , puiffent lever
les obftructions du foie , de la rate , du
pancreas , &c. fi elles n'y pénètrent & n'y
féjournent ? Il eft bien plus fûr que l'eau
demeure pendant quelque tems , afin qu'elle
puiffe fe porter où fon action eft néceffaire;
Alors , en arrofant les humeurs viciées , en
les imbibant , en les divifant , en les ab-
forbant , elle les entraînera par des iffues
convenables.

La plûpart des Buveurs font fourds à cette doctrine ; ce qui eft caufe qu'ils ne profitent pas de la bienfaifance des eaux : ils regardent comme un danger, dès qu'ils ne les rendent pas quelques minutes après les avoir bues ; ils ont recours à des fels ou à des purgatifs , & empêchent , par cette conduite , l'action des eaux. La plûpart boivent trop , comme s'il étoit indifférént de furcharger l'eftomac par un grand volume d'eau. Quand bien-même l'eau de *Plombières* ne feroit que de l'eau commune, la conduite de ceux qui en boivent dixhuit à vingt verres , ne feroit pas moins répréhenfible : c'eft par un moyen auffi inconfidéré, qu'on affoiblit l'eftomac ; qu'on noye les fucs digeftifs ; que les digeftions deviennent pareffeufes & imparfaites , & qu'on irrite fon mal. Falloit-il venir de fi loin , & fe mettre en dépenfe, pour tomber dans de pareilles fautes ?

Bien des gens , plus affervis à une miférable routine , qu'éclairés par des principes rationels , les confeillent déterminement, fans ordre , pour fe donner l'air

important de guériffeurs vigilans & éclairés ; mais il faut bien fe garder de fuivre
de pareils güides ; car , loin de noyer
ainfi fon eftomac , de le relâcher plus qu'il
ne l'eft , il faut faire des efforts pour enlever les humeurs vifqueufes , qui font
adhérentes à fes membranes , le fortifier ,
& rendre à fes fibres leur contractilité di-
geftive. On doit regarder l'eau minérale de
Plombières comme une quinteffence ftomachique , dont il ne faut prendre que ce
qui eft néceffaire pour fervir de bain aromatique , ou de fomentation confortative
à l'eftomac. Quatre , cinq , fix ou huit
verres d'eau , rarement davantage , favo-
riferont parfaitement les vues du malade.
C'eft par cette méthode fimple , mais fage ,
que j'ai vu guérir des anorexies caufées
par le dérangement de l'eftomac, des dé-
goûts abfolus , des hoquets fatiguans , des
vomiffemens habituels , des coliques d'eftomac & d'inteftins très-fréquentes & très-
opiniâtres , des aigreurs qui défoloient les
malades depuis plufieurs années , & qui

n'avoient pas cédé aux remèdes les mieux adminiſtrés.

Telles ſont les précautions que nous jugeons néceſſaires pour jouir de l'effet des eaux , & en retirer avantage. Examinons maintenant de quelle manière on doit prendre le bain ; & les accidens qui arrivent , quand l'on s'écarte de la vraie route.

ARTICLE

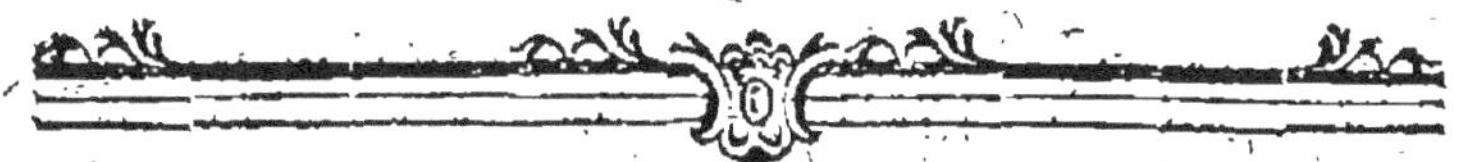

ARTICLE XIV.

MANIERE DE PRENDRE LE BAIN.

LE bain eſt un amas de liquides, où
l'on ſe plonge dans quelques vues de ſanté, ou de pur amuſement ; & comme il y
a différentes eſpèces de liquides, il doit y
avoir auſſi pluſieurs ſortes de bains ; tels
ſont ceux d'eau, de lait, de vin, &c. Je
ne parlerai que du premier, étant le plus
uſuel, & celui dont on ſe ſert à *Plombières*.

De tout tems on a fait uſage des bains,
tant pour la propreté du corps, que pour
la ſanté ; on les emploie beaucoup moins
aujourd'hui qu'autrefois. C'eſt peut-être à
cette négligence, que l'on doit imputer une
infinité de maladies de la peau, auxquelles
nous ſommes expoſés ; car on ne peut diſconvenir que de tous les remèdes extérieurs le bain eſt celui qui eſt le plus
efficace pour enlever la craſſe que la tranſpiration laiſſe ſur la peau ; il tend & amollit

N

les fibres , selon son application , & il porte
dans le sang un rafraîchissement qu'on at-
tendroit en vain de tout autre remède.

L'usage des bains remonte à la plus haute
antiquité. Les religions établies en *Orient* ont
ordonné les fréquentes ablutions , comme
un devoir indispensable. La plûpart de ces
peuples se baignent régulièrement tous les
jours ; mais en *Europe* , & sur-tout dans les
pays les moins chauds , on se baigne très-rarement. C'est pour cela que les *Orientaux* di-
sent que les *Européens* sont mal-propres ,
parce qu'ils négligent de se baigner. Il y a
cependant des occasions où le bain , pris par
des personnes qui jouissent d'une parfaite
santé , ne contribue pas peu à les y main-
tenir. D'ailleurs , on est souvent attaqué
d'indispositions & de maladies où il est indiqué , soit pour aider à en procurer la guérison , soit pour préparer à la pratique des
autres remèdes qu'on doit employer.

On prend le bain de deux manières , ou
l'on plonge dans le bain tout le corps jusqu'au cou , & alors on l'appelle *bain* ; ou l'on
ne trempe le corps qu'à demi , c'est-à-dire ,

jufqu'à la ceinture , & on l'appelle *demi-bain*.

On diftingue trois efpèces de bains , le chaud , le froid & le tempéré. Le premier a la propriété de relâcher les fibres , donner de la foupleffe à la peau , favorifer la tranfpiration , attirer les humeurs à la circonférence du corps ; de-là vient que , quand on fait ufage des bains chauds , le corps fe trouve fouvent couvert d'éruptions de toutes efpèces ; auffi eft-ce un moyen prefque sûr pour extraire les impuretés du corps ; mais ils ne conviennent qu'à ceux qui font robuftes & vigoureux , qui ont la fibre dure , & dans quelques maladies.

Le bain froid refferre , pour le moment , les fibres du corps , repouffe une partie de la tranfpiration , calme la fougue du fang , &c. auffi convient-il dans les tempéramens gras & pituiteux ; il donne plus d'action aux fibres , qui par-là deviennent plus propres à broyer les humeurs , à les faire circuler , & à favorifer toutes les fécrétions.

Otto Helbigius affure que le bain d'eau froide eft d'ufage dans les *Indes* , prefque dans toutes les maladies , fur-tout dans la

dyſſenterie , dans les fièvres hors du pa=
roxiſme , & que les malades s'en trouvent fort
ſoulagés. Il n'en ſeroit pas de même dans
notre climat ; mais il eſt d'expérience qu'il
eſt ſalutaire pour la curation du rhumatiſme
chronique , de la folie , du tremblement
des membres , de la ſuffocation utérine ,
de la paſſion hyſtérique , du rachitis , &
différentes autres affections du genre nerveux.

Par le moyen du bain froid , on eſt
moins ſujet au rhume , à la pleuréſie , à la
péripneumonie ; maladies qui viennent le
plus ordinairement d'un froid violent &
inattendu. Rien n'eſt meilleur pour détruire
les liqueurs viſqueuſes & gluantes , qui ſé-
journent dans les vaiſſeaux capillaires , &
cauſent pluſieurs maladies fâcheuſes , comme
des obſtructions , la goutte , le rhumatiſme ,
l'épilepſie , les écrouelles , &c.

C'étoit la coutume , chez les *Romains* , de
paſſer des bains chauds aux froids ; *Galien*
ne déſapprouve pas cette pratique ; il croyoit
que par-là les hommes devenoient plus ro-
buſtes , que la peau en devenoit plus dure ,

& leur santé plus ferme & plus vigoureuse ;
& qu'ainsi ils acquéroient plus de force
pour supporter les changemens d'air, & les
injures du tems. C'est par cette méthode ,
qu'*Antoine Musa* a rétabli la santé à l'Empe-
reur *Auguste* , qui étoit si sujet aux fluxions &
aux catharres , qu'il avoit long-tems désespéré
de sa guérison. C'est par le conseil de ce
Médecin , qu'*Horace* quitta les eaux chaudes
de *Baïes* , parce qu'elles étoient nuisibles à
ses yeux enflammés , & qu'il alla à *Clusium*
& à *Gabies* , pour y prendre les bains froids.

Malgré les avantages précieux que pro-
curent les bains froids , je ne les conseillerois cependant pas aux personnes foibles
& délicates , aux vieillards , ni à ceux
qui sont travaillés de cacochymie. Je les
crois nuisibles dans la suppression des hémorroïdes , des règles , des lochies , dans
les douleurs de colique , la paralysie qui
affecte la moitié du corps , les ulcères ,
tant internes qu'externes , de quelque nature qu'ils soient. Ils ne sont pas sans
danger dans le commencement des fièvres.
Il faut bien se garder de les prendre immé-

diatement après l'ufage du mariage , une grande laffitude , après le vomiffement , la diarrhée , de même qu'après le repas.

Pour prévenir la noueure, les écrouelles, la toux , les defcentes , on fera bien de plonger , chaque matin , tout le corps de l'enfant dans l'eau froide ; c'eft un précepte que nous devons au grand Apôtre de la réforme de l'éducation , (*Jean-Jacques Rouffeau.*) Si cette découverte a trouvé peu de mères pour la mettre en pratique, elle a trouvé bien des auteurs pour en vanter les bons effets ; c'eft affez le fort des nouveautés. Mais je prie d'obferver que cette pratique ne doit pas être générale , & que j'en ai vu des fuites très-férieufes. Je remarquerai feulement, en paffant , que fi un enfant fort du bain froid avec gaieté , & s'il eft d'abord rechauffé , c'eft figne que ce bain lui convient ; mais s'il en fort tout friffonnant , & pâle , & qu'il demeure une partie de la journée dans cet état , il faut bien fe garder de continuer cet exercice. Qu'on me pardonne cette digreffion en faveur de ces petits êtres , expofés à

perdre la vie , en fuivant une méthode
vantée avec enthoufiafme , & qui eft dé-
fendue dans une infinité de circonftances.

Le bain tempéré eft celui qui n'eft ni
chaud ni froid , & qui a à-peu-près un degré de chaleur relatif au degré de chaleur
de celui qui fe baigne ; c'eft ce bain qui,
en général , doit être le plus ufité. Ce
n'eft pas par le moyen d'un thermomètre,
qu'on pourra favoir précifément le degré
de chaleur convenable. On remarque tous
les jours qu'un bain eft chaud à l'égard
d'une perfonne , & tempéré à l'égard d'une
autre ; un troifième le trouveroit peut-être
froid. Ainfi , la température du bain con-
viendra à celui qui y étant , fera à fon aife,
& ne le trouvera ni trop chaud ni trop
froid. J'ai vu des Baignans avoir froid dans
un bain qui marquoit vingt-fix degrés
au thermomètre de *Réaumur* ; tandis que
d'autres le trouvoient ardent. J'en ai vu
qui étoient dans des baignoires au vingtiè-
me degré , & d'autres le trouvoient gla-
cé : c'eft la chaleur du fang dans l'un ,
& moins dans l'autre , qui occafionne

cette différence. Au reste, il importe peu dans la pratique , qu'il soit un peu plus ou un peu moins chaud , pourvû. que, dans l'un & dans l'autre, la différence ne soit pas confidérable , & n'excède pas de beaucoup la chaleur de celui qui se baigne.

L'effet du bain , en général , est de tenir le corps net au-dehors & au-dedans ; de diffiper les humeurs superflues qui l'embarraffent , & rendre fluides celles qui font néceffaires à ses fonctions ; de déboucher les paffages fermés , & remettre la machine dans un état de bien-être ; conféquemment , de détruire les maladies , entretenir la fanté , & prolonger la vie. Tel est le fentiment des plus habiles Médecins , tant anciens que modernes. C'est ainfi qu'on a penfé dans tous les tems chez toutes les nations. Les anciens *Romains* en particulier , ces hommes d'un génie fupérieur & d'un goût exquis , faifoient tant de cas des eaux minérales , qu'ils mettoient une partie de leur fplendeur & de leurs délices à avoir , à cet ufage , des édifices également commodes & magnifiques, comme on s'en apperçoit dans tous les lieux qu'ils ont fréquentés. Il feroit à defirer, dit un Auteur célèbre, que nos ancêtres n'euffent pas laiffé perdre une fi falutaire coutume ; nous ne verrions pas tant d'apoplexies & de morts fubites, ou du moins tant de goutteux & d'impotens qui, au milieu de l'abondance, mènent une vie cent fois plus trifte que celle du laboureur & de l'artifan ; car ceux-ci, par le travail & la tranfpiration qu'il occafionne, joint à la frugalité de leur table, trouvent, dans leur condition, les mêmes préfervatifs que ceux que l'on retire de l'ufage des bains.

Pour que le bain puiffe rendre nos humeurs fluides, comme je l'ai dit ci-devant, & opérer toutes les vertus que je lui ai attribuées, il eft de néceffité que les particules d'eau s'infinuent dans le corps par les pores abforbans, & qu'elles délayent le fang & la lymphe. On fera convaincu de cet effet, en faifant attention aux réflexions fuivantes, qui font établies fur l'obfervation.

1º. Si l'on entre dans un bain avec la foif, un quart-d'heure après, on n'eft plus altéré ; ce qui ne peut venir que de l'intromiffion des particules aqueufes.

2º. On éprouve un relâchement dans les mufcles, qui fait fentir une véritable foibleffe, caufée par les particules aqueufes qui font entrées, & qui ont relâché les fibres mufculaires.

3º. Le foulagement infini que le bain procure dans le traitement de différentes maladies, & principalement dans la douleur néphrétique, a-t-il une autre caufe que celle de l'introduction des particules d'eau les plus déliées, qui diminuent & détruifent la crifpation des fibres, & l'érétifme des parties nerveufes ?

Ce feroit en vain fi l'on s'attendoit d'avoir le même avantage de l'eau prife en boiffon. Quoiqu'elle foit une liqueur qui s'affimile très-bien à nos humeurs, elle contient cependant des particules fines & plus déliées les unes que les autres ; & ce font celles-là précifément qui, étant féparées & filtrées par les pores, fans mélange d'air, qui produifent les grands effets que nous éprouvons du bain dans la pratique ; telle eft l'hypothèfe la plus probable de fon action.

Mais, pour prendre le bain avec fuccès, & en retirer les avantages qu'on fe promet, il faut abfolument fe reftreindre aux conditions fuivantes, qui me paroiffent fi néceffaires, que je fuis perfuadé que, fans elles, on ne doit pas fe flatter de guérir ; je penfe, au contraire, qu'il feroit préjudiciable.

La première condition eft de ne prendre le bain qu'après avoir bu les eaux pendant trois, quatre ou cinq jours.

La feconde exige de n'y pas entrer, fans avoir été auparavant purgé.

Pour remplir la troifième, il faut s'accoutumer au bain par degré, c'eft-à-dire, d'y demeurer moins de tems les premiers jours, & de s'y enfoncer moins qu'on ne le fera dans la fuite.

La quatrième eft de boire, dans le bain, quelques verres d'eau, quoique cet ufage foit rarement pratiqué.

La cinquième, de ne pas prendre le bain trop chaud, sur-tout dans les premiers jours ; ce qui est très-dangereux, comme je le démontrerai ci-après.

La sixième consiste à entrer dans le bain assez matin, si l'on prend la douche & l'étuve, afin que les exercices soient finis long-tems avant le dîner.

La septième, de ne prendre aucun aliment, avant de se baigner.

La huitième enfin, est d'avoir le ventre libre.

Il importe actuellement de faire connoître, par le raisonnement & l'observation, combien ces précautions sont essentielles à ceux qui prennent les eaux minérales de *Plombières*.

Se baigner avant que le sang soit détrempé, avant d'humecter des humeurs épaisses, visqueuses ou coagulées ; avant de relâcher, par la boisson de quelques jours, des fibres qui sont trop tendues, c'est rendre le bain inutile, ou du moins c'est s'exposer à n'en pas tirer le fruit qu'on a droit d'en attendre. Il y a long-tems que les Médecins éclairés fe plaignent de cette pratique ; & par une fatalité inconcevable, elle n'eſt pas encore abſolument abandonnée. Nous croyons donc qu'il eſt de néceſſité d'humecter & ramollir les ſolides, les rendre plus flexibles, de délayer les liqueurs, les rendre plus fluides & plus méables, par quelques jours de boiſſon, avant d'entrer dans le bain. Cette conduite aura des avantages précieux, & l'emportera de beaucoup ſur celle que ſuivent quelques Baignans.

Quoique nous ayions dit ci-devant que l'on pouvoit boire les eaux chaudes pendant quelques jours, avant de ſe purger, & que nous ayions même jugé cette pratique ſalutaire dans certains ſujets, il n'en feroit pas de même à l'égard du bain : il feroit très-imprudent d'y entrer, ſans avoir pris cette précaution. Il y a très-peu de perſonnes à qui on puiſſe permettre cet exercice, ſans avoir fait précéder la purgation : elle eſt tellement néceſſaire, que cette règle ſouffre peu d'exceptions, ſi ce n'eſt pour les perſonnes qui ont les nerfs délicats , irritables , qui font fujettes aux vapeurs ; celles qui font tourmentées d'affections hyftériques ; parce que leur tempérament eft fi fenfible , que le purgatif le plus doux peut leur faire beaucoup de mal : dans ce cas , il faut faire précéder la boiffon pendant cinq à fix jours , afin de rendre le genre nerveux moins fufceptible d'irritation. Il faut avoir la même attention pour celles qui font fujettes aux crachemens de fang , aux douleurs vives de poitrine ; celles qui font d'un tempérament ardent , exigent auffi des précautions dans l'adminiftration des purgatifs : on doit toujours faire précéder la boiffon , ou des eaux chaudes , ou du petit-lait , quelquefois des lavemens , afin de détendre les folides , & les rendre plus propres à recevoir l'impreffion des purgatifs.

Quoiqu'il y ait difficulté à bien placer un purgatif chez les malades dont nous venons de parler , ils ne font pas moins dans l'obligation d'en ufer , avant d'entrer au bain. C'eft à celui qui les dirige , à mettre en ufage les plus doux , & ceux

qui conviennent le mieux à la conftitution!
On a des exemples fréquens des dangers
qu'encourent ceux qui négligent cette précaution. Il eft rare qu'ils ne paient pas
leur négligence à cet égard.

Quoique le bain des eaux minérales de
Plombières foit d'un fecours merveilleux, &
généralement reconnu efficace dans un
grand nombre de maladies ; quoiqu'il foit
le remède le plus innocent & le plus fûr,
il arrive cependant qu'il n'eft pas exempt
de dangers , & qu'on n'en retire pas le
fruit qu'on s'en étoit promis , quand on
en abufe : fes bons effets dépendent de la
manière dont il eft adminiftré. Prendre le
bain dès le lendemain de fon arrivée à
Plombières, fans être préparé , ni par la
boiffon , ni par la purgation , c'eft outrer
la maladie ; & quand bien-même ces prépa-
rations auroient eu lieu , il eft imprudent
de commencer fa guérifon , en prenant un
bâin entier , & en y demeurant long-tems :
cette méthode eft , on ne peut pas plus
défavantageufe. Il eft donc effentiel de fuivre une route différente. Celle que je vais

tracer, d'après des Médecins vraiment éclairés, eft fi d'accord avec le bon fens, que
perfonne n'en peut raifonnablement contefter ni l'utilité ni la néceffité.

On doit s'accoutumer au bain par degrés.
Ceux qui baignent dans le baffin, doivent
s'y enfoncer moins profondément le premier que le fecond jour, le fecond moins
que le troifième ; y demeurer, le premier
jour, feulement vingt à vingt-quatre minutes ; le lendemain, à-peu-près une demi-
heure ; commencer à fe mettre à l'endroit
où le bain eft le moins chaud ; c'eft-à-dire,
le plus loin de la fource, en s'en appro-
chant tous les jours peu-à-peu, & graduellement s'enfoncer davantage dans le
baffin.

Ceux qui fe fervent d'une baignoire,
peuvent facilement fuivre ce procédé, en
mettant moins d'eau le premier jour, s'y
enfonçant moins, & augmentant graduellement, de façon qu'ils y refteront une
ou deux heures, & s'y enfonceront jufques fous les bras, & même jufqu'au cou,
fi cela eft néceffaire.

L'envie

L'envie que le malade a de guérir ; la confiance qu'on lui a infpirée pour les eaux ; peut-être les confeils mal-adroits qu'on lui a donnés , font les caufes qui l'engagent à faire fes exercices avec précipitation, fouvent avec excès , foit en buvant trop , foit en reftant trop long-tems dans le bain, dès les premiers momens de fon arrivée. Mais qu'il fe fouvienne que , bien-loin d'aider la nature , de la fortifier , de la réparer , il la force , la fatigue , l'épuife & l'accable.

Je ne fais où eft née l'habitude de boire les eaux , avant d'aller au bain. On dit même à *Plombières* , qu'il n'y faut pas entrer , avant d'avoir rendu par les urines les eaux qu'on a bues , au moins pour la plus grande partie. Une pareille rêverie eft un fchifme en Médecine ; & j'avoue que j'ignore fur quel fondement on a établi cette règle , que quelques-uns regardent comme inviolable. Le bon fens & l'obfervation contredifent abfolument cette maxime ; & il me paroît intéreffant pour la

santé des Baignans , de détruire cette ab‑
surdité.

Quel est le but du Médecin , en faisant
prendre les bains à son malade ? N'est-ce
pas celui de relâcher les solides , de les
rendre plus flexibles , plus souples, de di‑
viser les liqueurs qui sont en stase , &
qui font obstruction ? Or , tant que les
eaux sont mêlées avec le sang , elles fa‑
vorisent ces effets ; de concert avec le
bain , leur action est plus puissante pour
détendre les fibres , délayer les concrétions ,
dissoudre les coagulations , & nécessaire‑
ment elles remplissent mieux ses vues.

D'ailleurs , les eaux passent plus facile‑
ment & plus vîte , étant dans le bain ; &
il est d'une expérience constante , que ce‑
lui chez qui les eaux ne passent pas , ou
passent difficilement , trouvera dans le bain
le secours qu'il chercheroit inutilement par
les remèdes de la Pharmacie.

La maxime de n'aller au bain qu'après
que les eaux sont rendues , est donc une
inconséquence , une impéritie de la part

de ceux qui l'ordonnent ainfi , comme je le ferai encore mieux connoître dans un moment. On peut y aller dès que les eaux font bues ; & même je voudrois qu'on en réfervât quelques verres pour prendre dans le bain : ils répareroient la diffipation qui s'y fait , empêcheroient les perfonnes foibles & délicates d'avoir des défaillances ; la chaleur du bain feroit beaucoup moins d'impreffion fur les vifcères , & préviendroit plufieurs accidens ; telle eft la méthode que j'ai preferite aux malades auxquels j'ai fait prendre les bains domeftiques , & à ceux que j'ai envoyés, ou à *Plombières* , ou à *Luxeuil* , ou à *Bains*. Les plus habiles Médecins n'en ont pas une autre ; & il eft d'obfervation qu'elle eft la meilleure. M. *Lemaire* dit qu'il a remarqué plufieurs fois que des malades qui , n'ayant reçu aucun foulagement des eaux prifes à la manière ordinaire, fe font parfaitement guéris dans une feule faifon , en les prenant de la manière fuivante.

Ils entroient au bain dès les cinq heures & demie , ou fix heures , y buvoient

les eaux ; & après les avoir bues , pre-
noient la douche , & alloient enfuite s'ef-
fuyer dans leur lit ; ce qu'il a vu parfaitement réuffir à plufieurs malades (*).

Les fautes que l'on commet en prenant
les eaux , les accidens qui s'enfuivent, ne
font peut-être pas encore capables d'empêcher la routine & les préjugés ; mais il
n'en fera pas de même de ceux qui réfultent de la trop grande chaleur du bain ;
car c'eft une fource d'où fortent les plus
grands dangers , & d'autant plus à craindre , que fouvent ils font irréparables. La
prévention fur la prétendue efficacité du
bain chaud , a gagné les étrangers ; &
même quelques perfonnes le confeillent
quelquefois ; mais , pour le confeiller avec
fuccès , il faudroit qu'elles euffent une parfaite connoiffance de la maladie , de fa caufe ,

____

(*) Il y a cependant certaines perfonnes qui ne peuvent boire étant dans le bain , parce que l'eau leur
charge l'eftomac ; celles-là font exceptées de la règle générale : il en eft de même de ceux qui ne peuvent rendre les eaux. J'ai actuellement un malade qui eft forcé
de fortir du bain chaque fois qu'il veut uriner.

& de la conftitution du malade. L'expérience, dans ce cas, eft une expérience aveugle, & qui n'eft guidée par aucune connoiffance phyfique (*). Il faut, pour tirer de l'ufage des eaux le fruit qu'on en efpère, comparer leurs forces actives avec l'état & les forces du malade, & proportionner les exercices qu'il doit faire, à fes propres forces : tel foutiendra un degré de chaleur, qui deviendra funefte à un autre qui auroit l'imprudence de s'y expofer. C'eft une erreur préjudiciable, & qui a coûté la vie à plufieurs perfonnes, que de croire que l'effet du bain eft d'autant plus efficace, que ce bain eft chaud.

Pour prendre un bain avec fuccès, on doit donc en proportionner la chaleur à la force, au tempérament, à la nature, & au

---

(*) L'envie de faire le Médecin, eft une maladie du cerveau qui étoit réfervée à notre fiècle, & malheureufement elle devient épidémique. Il n'y a pas, jufqu'aux illettrés, qui ne veulent parler médecine, comme fi cette fcience immenfe ne demandoit qu'un peu de ce bon fens dont les moins apportionnés fe croient toujours fuffifamment pourvus.

degré de la maladie. J'ai expliqué ci-devant les règles qu'il falloit obferver, pour diſtinguer le degré de chaleur convenable au malade, & les ſignes qui faiſoient connoître qu'il étoit trop chaud.

Quoique l'altération, l'inſomnie, la fièvre, &c. annoncent qu'un bain eſt trop ardent, ce ne ſont pas les ſeules maladies, ni les plus facheuſes qui naiſſent de cette indiſcrétion, s'il eſt continué pendant quelques jours. On a vu ſurvenir des apoplexies, des mouvemens convulſifs, des aſthmes, des crachemens de ſang, des diarrhées coliquatives, des dyſſenteries, des maux de gorge de difficile guériſon, des fièvres inflammatoires, & même la mort. On a vu des infirmes y perdre le mouvement de leurs membres, & quitter *Plombières* plus eſtropiés qu'ils n'étoient auparavant.

Un jeune homme du village de *Corcieux*, âgé de ſeize à dix-ſept ans, étoit affecté d'une fauſſe anchyloſe dans l'articulation du bras avec l'avant-bras, ſuite d'un abcès dans cette partie : je lui conſeillai d'aller à

Plombières, & lui preſcrivis la manière de s'y comporter. On l'engagea d'aller au *grand bain*, & on lui perſuada que, ſous peu de jours, en joignant l'uſage de la douche, le mouvement de ſon bras ſeroit rétabli ; mais il en arriva bien différemment. Après cinq ou ſix jours de bains, & autant de douches, l'articulation n'eut plus de jeu, & il retourna chez lui plus eſtropié qu'auparavant.

Un Homme, près de *Bruyères*, avoit reçu un coup de fuſil dans le pied : après ſa guériſon, il lui reſtoit une roideur dans la jointure, qui empêchoit la liberté du mouvement. Les bains & les douches tempérés, furent le remède que je lui ordonnai ; mais, au-lieu de ſuivre mon avis, il prit le *bain des Dames*, & des douches plus chaudes qu'il ne falloit ; ce qui fut cauſe qu'il ſe fit une rétraction dans les tendons & les ligamens de cette partie, dont la curation n'a pu avoir lieu que ſept ou huit ans après, par le moyen des remèdes appropriés.

Une Dame, âgée de ſoixante à ſoixante-cinq ans, attaquée de douleurs de ſciatique , pour lefquelles elle avoit pris les eaux de *Plombières* deux à trois fois, avec affez de foulagement , fe laiffa perfuader que , pour s’en délivrer entièrement , le *grand bain* auroit plus d’efficace que celui dont elle s’étoit fervi jufqu’alors , qui avoit été affez tempéré : elle ne le prit pas plus de quatre à cinq fois, que , la difficulté de marcher s’augmentant infenfiblement , elle perdit l’ufage des jambes , qu’elle n’a jamais récupéré.

Cette obfervation me rappelle l’hiftoire d’une Dame de ma connoiffance , qui , pour des douleurs dans les génoux , avoit pris plufieurs fois les eaux minérales avec fuccès : elle marchoit affez librement , & vaquoit à toutes fes affaires. La dernière fois qu’elle fe rendit à *Plombières* , elle voulut abfolument aller au *grand bain* , qu’elle continua pendant dix jours , à la fin defquels fes douleurs augmenterent ; & depuis ce moment , elle a eu peine de marcher à l’aide d’une canne.

Un Marchand de la ville d’*Épinal* , après avoir bu les eaux , & pris les bains tempérés pendant dix à onze jours , alla au *grand bain* , par le confeil d'un de fes amis ; mais , à la feconde fois , il fut faifi de la fièvre , avec un point de côté , un crachement de fang , dont il fut cependant délivré par la faignée , &c.

Une Demoifelle attaquée d'une paralyfie imparfaite , qui lui ôtoit l'ufage du bras & de la jambe du même côté , prit , au mois de juin , les eaux de *Plombières*. Les bains & la douche furent pris en chambre avec modération. L'ufage des eaux lui réuffit tellement , que , fans être entièrement rétablie , elle marchoit fans autre fecours que celui d'un bâton ; elle pouvoit mêler & donner des cartes ; ce qu'elle ne faifoit pas avant les eaux. Étant allée à *Plombières* une foconde fois , vers le commencement du mois d'août , on lui perfuada de prendre le bain dans le baffin , fous prétexte qu'il devoit avoir plus d'efficace que dans une baignoire ; elle le prit au *bain des Dames*, malgré tout ce que l'Auteur de cette obfervation put lui dire. Au cinquième bain, la fièvre furvint, avec un flux dyſſentérique, qui la mit au tombeau au bout de trois jours. *Eſſ. ſur les Eaux minérales.*

Il feroit facile de rapporter d'autres exemples qui confirmeroient ce que j'ai avancé ; mais je crois que cette furabondance feroit inutile : je préviendrai feulement que les maladies qui font les fuites des bains trop chauds, continués plufieurs jours, font plus dangereufes aux vieillards qu'aux jeunes-gens. Ceux-ci en font ordinairement quittes pour quelques jours de fièvre, une diarrhée, un mal de gorge, &c.

Il règne encore une autre erreur parmi les Baignans, qu'il faut tâcher de détruire, d'autant plus qu'elle eſt répandue : elle confiſte en ce que la plûpart croient accélérer leur guérifon, en allant au bain matin & foir. J'avoue qu'il y a des tempéramens affez forts pour foutenir ce double exercice ; mais en font-ils mieux ? Tout remède ne doit point affoiblir, ni ufer les forces ; il doit, au contraire, enlever les obftacles qui empêchent que le corps ne fe fortifie ; & il eft d'expérience qu'il a des fuites fâcheufes , quand on en ufe ainfi : il peut être funefte aux perfonnes qui ont le tempérament délicat & foible. On n'a que trop d'exemples que les eaux ne guériffent pas , parce qu'on en fait trop ; ainfi , je ne crains pas d'avancer que les exercices , dans l'ufage des eaux , pouffés trop loin , font un obftacle très-fréquent à leurs bons effets.

J'ai déja dit qu'il étoit néceffaire de mettre un intervalle de trois heures au moins , entre les exercices & le repas. Ce laps de tems eft néceffaire pour laiffer aux eaux la facilité d'opérer : fe comporter différemment , c'eft en empêcher l'effet , c'eft les troubler.

Prendre un potage ou d'autres alimens , fous prétexte de foibleffe , avant d'aller au bain , c'eft précifément s'affoiblir davantage , & ne vouloir retirer aucun fruit des eaux. Les alimens que l'on prend à ce moment , ne digèrent pas , ou digèrent mal ; on introduit dans le fang , des humeurs crues à demi digérées, qui ne s'affimilent pas à nos liqueurs ; de-là l'augmentation fenfible de la maladie pour laquelle on alloit chercher guérifon. De parler plus au long fur cet objet, ce feroit une répétition de ce que j'ai dit ; je ne me permettrai qu'une feule obfervation.

Un Homme de trente à trente-cinq ans, paralytique d'une fuite d'apoplexie, fous-prétexte de foiblefle, prenoit tous les jours un potage, avant d'entrer au bain. Au bout de quelques jours, il fut attaqué de convulfions dans le bain, qui occupoient l'œil, le bras & la jambe du même côté. On le purgea, & on le fit repofer deux jours, après lefquels, il reprit le bain ; mais fans rien prendre auparavant, que les eaux : il le foutint très-bien pendant le refte de fa cure, & avec foulagement, qui ne fut cependant pas tel qu'il auroit été fans cet accident. *Man. de prendre les Eaux.*

Enfin, une précaution effentielle dans l'ufage des eaux, eft d'avoir le ventre libre. La fécherefle & la chaleur qu'elles oc-

caſionnent quelquefois , ſont cauſe d’une
conſtipation opiniâtre. J’ai vu des perſonnes, dans ce cas , être attaquées d’étourdiſſemens , de peſanteur de tête ; d’autres
de migraine , de rougeur aux yeux , d’é-
blouiſſemens , plus ou moins fréquens ;
c’eſt ce qui arrive principalement aux vieillards , aux femmes vaporeuſes , aux hypocondriaques , &c. Les lavemens d’eau
commune , avec une ou deux cuillerées
d’huile d’olives ; ceux faits de l’eau minérale chaude , à laquelle on ajoute autant
d’eau ſavonneuſe qu’il en faut pour lui
donner le degré de chaleur néceſſaire ; ceux
faits avec une décoction émolliente de feuilles de guimauve , de pariétaire , de bouillon-blanc , ſont des remèdes efficaces dans
cette circonſtance. On peut ſuppléer aux
lavemens par des purgatifs très-doux ,
comme la caſſe , la manne , les tamarins ,
les pruneaux , &c. On peut auſſi , le ſoir
en ſe couchant , prendre un ou deux gros
de caſſe cuite dans du pain à chanter.

Mais , pour terminer ce qui doit être dit

fur le bain, doit-on préférer celui du baffin à celui d'une baignoire ? La folution de cette queftion, que je vais rendre évidente, tirera d'inquiétude les perfonnes qui préfèrent l'un à l'autre, & celles qui ne favent auquel donner la préférence.

Il fe rencontre des Baignans qui fe piquent de connoiffance & de talens, qui foutiennent que l'eau du baffin eft préférable. Ils difent 1o. que l'eau, fe renouvellant continuellement, doit être plus efficace. 2°. Que le bain du baffin eft plus naturel. 3°. Qu'il eft plus chaud que dans une baignoire. 4°. Que, contenant une plus grande quantité d'eau, il doit avoir plus de vertus.

Pour répondre à la première affertion, on fait qu'il eft facile de renouveller l'eau d'une baignoire, en y en mettant de tems en tems, conféquemment de la rendre même plus efficace que l'eau du baffin, qui, ayant une furface beaucoup plus confidérable, laiffe plus aifément échapper ce que l'on prétend être fpiritueux.

Secondement, comme on se sert de la même eau , le bain d'une baignoire & celui du bassin sont aussi naturels l'un que l'autre.

Pour répondre à la troisième allégation : Qui empêche de donner à l'eau d'une baignoire telle chaleur on jugera à propos ? Si le bain chaud étoit le plus nécessaire & le meilleur , rien n'empêcheroit qu'on ne lui donnât tel degré on desireroit.

La quatrième question ne mérite pas qu'on y réponde sérieusement ; il suffit de connoître les loix de l'hydroftatique , pour en sentir tout le vuide. Ainsi , je crois que les avantages du bain pris dans le bassin , n'ont rien au-dessus de ceux que l'on reçoit dans une baignoire ; & si je voulois considérer les inconvéniens qui arrivent dans le premier , je donnerois la préférence à l'autre.

Telle est la manière de prendre le bain , & les précautions qui en font inséparables. J'aurois encore bien autre chose à dire ;

mais je fuis forcé d'être fuccinct : je fens
que je deviens trop long , & peut-être en-
nuyeux. Il me refte à expofer le régime
convenable aux Baignans , indiquer les alimens dont ils doivent ufer , & ceux qu'il
faut rejetter , comme contraires à leur fanté;
ce fera le fujet du dernier article de cet
ouvrage.

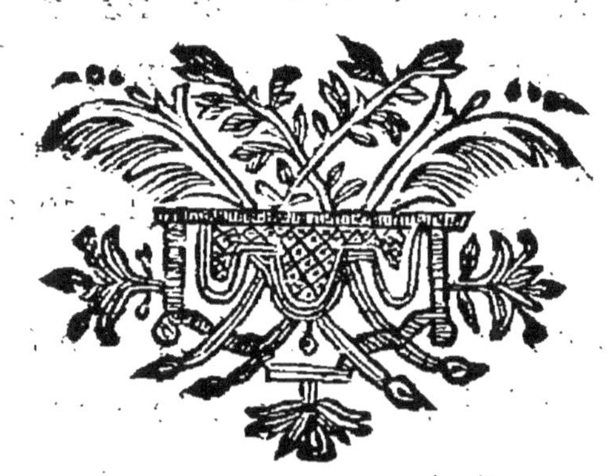

ARTICLE

ARTICLE XV.

RÉGIME QU'IL FAUT OBSERVER PENDANT L'USAGE DES EAUX.

LE régime est tellement nécessaire pendant l'usage des eaux minérales, que, sans lui, on ne doit pas se flatter d'une guérison. Il est constant que ces eaux mettent les humeurs en mouvement, soit en relâchant d'abord les fibres, par conséquent les viscères destinés à faire la première digestion, soit en rendant le corps plus délicat & plus susceptible qu'il n'étoit auparavant. Cette vérité est si connue, qu'il est d'observation que la plûpart de ceux qui en abusent, ne guérissent pas, & sont, au contraire, travaillés de maladies particulières. Il n'est pas rare de voir les uns attaqués de fièvres inflammatoires; d'autres, de diarrhées, d'insomnie, de vertiges, &c. Il est donc de notre devoir d'indiquer ici les alimens qui sont d'une bonne & facile digeſtion , & ceux qu'il faut avoir le plus grand ſoin d'éviter.

Autrefois, on ne ſervoit, à *Plombieres*, que des alimens convenables à des malades ; mais préſentement, on y ſert tout ce que l'art a pu imaginer de plus propre à irriter le goût , & à ſatisfaire la ſenſualité. Il eſt étonnant combien cette branche de la Médecine-pratique eſt négligée.

Il eſt cependant de principe qu'une vie uniforme eſt ſeule capable d'entretenir le corps dans une ſituation qui facilite le ſuccès des eaux : c'eſt pour cela que les tables trop garnies ſont toujours préjudiciables aux Baignans.

Une des regles de diététique, la plus importante pour la ſanté , & à laquelle il eſt d'autant plus néceſſaire de s'aſtreindre, qu'on a l'eſtomac moins bon , c'eſt d'éviter le mélange de différens alimens ; & de ne jamais ſe permettre plus de deux , ou tout au plus trois plats à chaque repas : celui qui ſe borne à un ſeul, fait encore mieux. Si l'on réfléchit un inſtant ſur cette variété étonnante de mets dont les tables ſont couvertes à *Plombières* , fur le nombre de chofes différentes , dont on charge fon eſtomac en très-peu de tems , on trouvera peu d'ufages plus ridicules : quand on en obferve les fuites , on voit qu'il n'y en a pas de plus dangereux.

Horace nous donne un confeil qu'il feroit bien important que l'on fuivît. „ Voyons, „ dit-il , quels font les avantages de la „ frugalité. Premièrement , avec elle on „ fe porte bien. Pour en être convaincu , „ rappellez-vous quelques-uns de ces repas „ fimples , dont vous vous êtes fi bien „ trouvés ; mais, dès qu'avec les ragoûts , „ les rôtis , on mèle le gibier & le poiſ- „ fon , les viandes douces fe changent en „ bile , & une pituite vifqueufe fait mille „ ravages dans l'eftomac (*).

(*) Le Prince de la Médecine , de qui l'autbrité eſt fi refpectable , dit qu'il faut éviter avec foin , dans un même repas , la diverfité des alimens qui diffèrent dans leur nature. Ce mélange ne peut que caufer du défor- dre , & qu'occafionner dans les inteſtins beaucoup de mouvemens flatueux. *De Flatib. pag.* 297. *lin.* 38.

D'après ce précepte , marqué au coin de la sagesse , il seroit donc très-prudent que les Baignans, qui ont leur guérison à cœur, se contentassent , pour le diner , d'un bouilli , de viandes rôties & de quelques ragoûts , & qu'ils évitassent , avec le plus grand soin , les mets âcres & de haut goût , qui impriment sur la langue une saveur piquante & aromatique , & qui sont farcis de ces substances exotiques , connues sous le nom d'*épices.* Ces ragoûts , qui font les délices des personnes sensuelles , se changent pour elles en poison ; ils engendrent des humeurs âcres , caustiques ou rongeantes , qui agissent insensiblement sur les petits vaisseaux , y causent un désordre irréparable , donnent un chyle de mauvaise qualité , favorisent la stagnation des humeurs , & portent le ravage dans toute l'économie animale.

On ne peut disconvenir , à moins de déraisonner , que les mets assaisonnés de sel , de poivre , de cannelle , & autres aromates , ne tournent à l'aigre muriatique , lequel corrompt , de différentes manières , le sang & les humeurs , & donne naissance à une infinité de maux.

Il n'est pas moins pernicieux de manger des chairs salées , & durcies à la fumée. On convient généralement qu'elles fatiguent l'estomac , & qu'elles donnent un chyle mal préparé.

Quiconque voudra conserver sa santé , & jouir de la bienfaisance des eaux , doit s'abstenir de ces jus forts de viandes , nommés *coulis* , des essences , des gelées composées de viandes fraîches ou salées , si employées par les cuisiniers , & qui acquièrent , par le feu , une âcreté capable de produire beaucoup de désordres.

Quoique l'apprêt le plus simple soit le plus sain , on ne doit cependant pas exclure tous les assaisonnemens. Les fibres lâches de la plûpart des Baignans , dont l'action n'est point animée par le mouvement , ont besoin de quelques légers stimulans , qui les tirent de leur engourdissement ; tels sont le sel , le sucre , quelques aromates doux , sur-tout de ceux que nous cultivons dans nos jardins ; comme le thim , la marjolaine , le cerfeuil , le perſil , & autres du même ordre ; mais on doit éviter tous ceux qui , chargés d'une huile ou d'un ſel exceſſivement âcre , irritent trop fortement, & dont l'action eſt trop durable. Tous les Baignans doivent craindre l'uſage de l'ail , de la moutarde , du poivre , qui ſont remplis d'une huile eſſentielle preſque brûlante ; ils doivent même être en garde contre un trop fréquent uſage des aſſaiſonnemens les plus doux ; puiſque tout ce qui irrite , augmente la circulation , uſe les organes , & abrège les jours.

Les règles que l'hygiène tablit , regarde non ſeulement les différentes qualités des alimens , mais encore la quantité. On ſait que l'abord exceſſif du chyle & du ſang gonfle les vaiſſeaux , qui par-là deviennent incapables de faire leurs fonctions. Il ne faut donc pas ſurcharger ſon eſtomac ; & l'on ne doit prendre que la quantité néceſſaire pour réparer les pertes. Un conſeil pour profiter de la bonté des eaux,

donné par d'habiles Médecins , & autorisé
par l'expérience ; conseil qu'il est inté-
ressant de ne pas oublier , c'est de ne pas
se rassasier à table , & de faire de l'exercice. Ceux qui mangent beaucoup , & qui
vivent dans l'inaction , s'écartent de ce
but : en cherchant , par le moyen des
eaux minérales , à donner du ressort à
un estomac délabré , à détruire des obstructions , ils tombent, au contraire , par
leurs excès , dans des accidens fâcheux ,
& rendent leurs maladies incurables.

Ceux qui soupent trop , ont encore , le
lendemain , dans l'estomac des restes de
digestion ; leur bouche est pâteuse ; ils ne
sont pas à l'aise ; ils boivent les eaux avec
répugnance ; le chyle , mal broyé & de
mauvais caractère , communique au sang
ses vices , qui sont la source de plusieurs
maladies. On prévient tout cela , en faisant
de ces soupers légers , qui , comme on le
disoit de ceux de *Platon* , sont agréables
pour le moment & le lendemain , & laissent
le corps sain , & l'esprit libre ; au lieu qu'un

fouper abondant laiffe la tête embarraffée ,
le corps fatigué , & l'efprit abattu (*).

Pour fixer la quantité d'alimens à prendre , il faut confulter fon eftomac ; c'eft lui
qui feul peut en décider ; mais il ne faut
pas perdre de vue une maxime falutaire ,
c'eft de fortir de table avec la faim.

Dans tous les repas , la viande blanche
eft préférable à toute autre ; telle eft la

(*) Prêcher la frugalité , dit un Auteur eftimable , à
des gens que l'abondance entoure , c'eft prêcher la gé-
nérofité à des avares. Tous les rafinemens de l'art font
dans les cuifines ; on diroit même que nos grands & nos
riches font preffés de mourir : ils tiennent dans leurs
maifons des efpèces d'empoifonneurs à gage , payés pour
leur faciliter les moyens de fortir de ce monde un peu
plus vite que les pauvres. Ces mets exquis , ces ragoûts
recherchés font autant de poifons préparés à grands frais
pour ruiner les tempéramens ; ils flattent la gourman-
dife & la fenfualité ; on mange fans ménagement & fans
retenue , & l'on fe trouve enlevé au milieu de fa courfe ;
ou du moins , fi l'on arrive à la vieilleffe , c'eft à travers les féringues , les potions , les cordiaux , & tous
les attiraïls dégoûtans de la Pharmacie : auffi voit-on
parmi nous peu de gens en chair ; ou nous fommes
maigres comme des fquelettes , ou gras comme des
Moines ; & la maigreur & l'embonpoint font deux états
contre nature. *Effai fur les Mœurs du tems.*

volaille , les chairs de veau , de mouton , d'agneau , de chevreau , &c. Mais on en doit écarter & regarder comme mauvais alimens leurs parties tenaces & gluantes ; tels font les pieds , l'eftomac & les inteftins , le foie & la rate , la langue & le cœur : les parties graffes , en émouffant les forces de la falive & des liqueurs digeftives , réfiftent à l'action du ventricule , fur-tout fi elles font mêlées avec des acides. D'ailleurs, à un certain degré de chaleur , & après un long féjour dans l'eftomac , dont le ton eft affoibli , elles contractent une rancidité qui devient funefte.

On permet , pour le dîner , les poules , poulets , chapons , poulardes , les pigeonneaux , la grive , le perdreau , l'alouette , &c. parce qu'ils font de bon fuc & de facile digeftion. On tolère le levreau , quoique fa chair foit un aliment fort équivoque ; elle donne un fuc trop épais , qui ne convient pas à ceux qui ne fe livrent pas à l'exercice , aux cachectiques , aux mélancoliques , ni , felon M. *Lieutaud* , aux dormeurs.

Les oiseaux de rivières, de marais, comme le plongeon, le canard, la poule d'eau, &c. doivent être bannis : nous exceptons cependant le vanneau, parce que sa chair est tendre, facile à digérer, & de bon suc.

On peut manger de la truite, du rené, de l'ombre, de la perche, qui sont excellens dans nos montagnes, où les eaux font limpides & courantes ; mais on doit rejetter la carpe, le brochet, & autres poissons qui vivent dans des étangs & dans des eaux limoneuses. J'observe que le poisson n'est jamais plus sain, que quand il est cuit à l'eau.

Les légumes doivent être absolument bannis ; sous quelle face on puisse les déguiser, ils troublent la digestion, & occasionnent des vents : j'en excepte cependant les épinards préparés au gras, les choux-fleurs, les asperges, les endives, les laitues cuites, & quelques autres du même ordre.

Les œufs sont une excellente nourriture convenable aux vieillards, aux enfans & aux convalescens ; ils contiennent une lymphe bien préparée , & une fubftance graffe & fort douce , qui donne un aliment très-falubre. On en prépare de différentes manières ; mais il faut qu'ils foient frais , car ceux qui font vieux font regardés , avec raifon , comme pernicieux , & rejettés comme de mauvais alimens.

Quoique les écréviffes aient une chair dure & denfe , difficile à digérer , elles font cependant falubres ; elles contribuent à la dépuration du fang : on peut en fervir , pourvû que les affaifonnemens ne foient pas incendiaires.

Autant le pain eft bon , quand il eft fait de fine fleur de farine bien tamifée , exactement pêtri , fermenté & bien cuit ; autant ce qu'on appelle *pâtifferie* eft inutile , & même nuifible ; c'eft un compofé de farine , de beurre , d'huile , de graiffe , d'œufs , &c. le plus fouvent , elle eft compacte & ferrée ; ce qui la rend très-difficile à digérer. Les pâtiffiers font entrer dans leurs compofitions différentes chofes , pour les rendre agréables , pour flatter le

goût, mais qui ne conviennent pas aux
Baignans. Nous profcrivons donc les gâ-
teaux, les tartes, les tartelettes qui font
fi communes à *Plombières*, les tourtes de
toutes efpèces, &c. Nous leur permet-
tons cependant de manger des bifcuits,
des maffepains & des macarons.

On défend particulièrement, dans l'ufage
des eaux minérales, toutes fortes de crudités; tels font les falades & les fruits.
L'importunité des malades a pourtant arra-
ché de la complaifance des Médecins la per-
miffion de manger des fraifes, des cerifes,
des abricots, des pêches, des poires, &c.
Mais je doute beaucoup fi ces fruits, qui
flattent fi fort le goût, ne troublent pas
l'effet des eaux. Examinons leur nature,
& nous connoîtrons auxquels on doit donner la préférence.

En général, les fruits précoces, dont la
maturité a été accélérée, n'ont d'autre mérite que celui d'être peu communs, & de
fe vendre fort cher. Les fruits huileux,
comme les olives, les noix, les noifettes,

les amandes, les avelines, furchargent fouvent l'eſtomac, & ne conviennent pas aux
Baignans.

Les ceriſes ſont d'une ſaveur agréable ;
elles ſont douces & rafraîchiſſantes ; on
peut en manger en petite quantité, quand
elles ſont en parfaite maturité, ſi les forces de l'eſtomac le permettent ; mais ſi
l'on en fait excès, elles donnent des vents,
engendrent des humeurs putrides, & différentes eſpèces de fièvres.

La fraiſe eſt un fruit très-ſain & très-
agréable ; mais il faut y mêler du ſucre,
de l'eau ou du vin. Si l'on en mange
trop, elle ſe pourrit dans l'eſtomac. La
fraiſe, qui croît dans nos forêts, eſt meilleure que celle de nos jardins, tant à
cauſe de ſa ſaveur, que de ſon odeur.

La framboiſe eſt auſſi un fruit ſain &
excellent, quoiqu'il ne ſoit pas du goût
de tout le monde ; on la mange avec du
ſucre, & on en permet l'uſage dans l'accès même de la fièvre, pourvû qu'on en
uſe avec modération.

L'abricot, avant ſon entière maturité,

agace les nerfs de l'eſtomac ; quand il eſt
mûr, il ſe corrompt aiſément, & excite
ſouvent des fièvres ; c'eſt un aliment équivoque, lequel, en flattant le goût, agit
ſourdement ſur l'économie animale. Si on
le fait cuire, il perd ſes mauvaiſes qualités ; il eſt alors un fruit ſalubre qui peut
orner les deſſerts.

La pêche, qui fait les délices de toutes
les tables, eſt très-bonne, mangée dans
le tems de ſa maturité ; la chair en eſt
molle & ſucculente, d'une ſaveur agréable, & exhalant une odeur ſuave. La meilleure eſt celle dont le noyau s'enlève &
quitte aiſément. Si l'on en mange trop,
quoique moins pernicieuſe que l'abricot,
elle excite quelquefois des tranchées, la
diarrhée & la dyſſenterie. On ôte ce qu'elle
peut avoir de dangereux, en la mangeant
avec du ſucre, ou en la faiſant cuire.

Les pommes diffèrent beaucoup entr'elles
par leur nature & leur degré de bonté :
quand elles ſont bien ſaines & bien mûres,
c'eſt une nourriture qui n'a point de mauvaiſe qualité ; cependant elles ne ſe digè-

rent pas facilement, parce que leur chair
est compacte, & qu'il faudroit avoir l'attention de la mâcher beaucoup. Mangées
en trop grande quantité, les pommes causent quelquefois des palpitations. Nous ne
conseillons pas aux Baignans d'en faire usage, si ce n'est en compote, ou cuites différemment; elles sont alors plus saines &
plus agréables, & conviennent davantage
aux estomacs foibles, étant moins venteuses.

Il y a des poires de plusieurs qualités;
leur bonté dépend du climat, de l'exposi-
tion du sol, & de la culture. Je crois qu'on
peut manger celles qui sont bien mûres,
& dont la chair est fondante: il n'en est
pas de même, si elle est acerbe, dure &
pierreuse; dans ce cas, il faudroit n'en user
que cuites avec le sucre; cette nourriture
n'est plus alors malfaisante.

Nous dirons, en terminant l'article des
fruits, qu'on doit cependant les interdire
aux personnes foibles, & à celles qui sont
incommodées de crudités acides. Leur qualité relâchante, & susceptible de s'aigrir,

pourroit même les faire envisager d'abord comme peu convenables à tous les Baignans ; à qui je n'en conseillerois point en effet un usage trop continu, ou trop abondant : ils doivent les craindre, s'ils font sujets aux aigreurs ; si l'estomac & les intestins font dans un état de relâchement ; si le corps est lâche, & les forces épuisées. Le vrai digestif des fruits est l'eau ; le vin les durcit & les aigrit.

Quelquefois on emploie les champignons, les mousserons & les morilles pour assaisonner les ragoûts ; mais les personnes prudentes n'en doivent point manger : outre qu'ils donnent une nourriture mauvaise, & même à craindre, ils bouleversent l'estomac, occasionnent des suffocations, & entraînent quelquefois des maux bien plus sérieux. Il est certain qu'à quelqu'âge que ce soit, de quelque tempérament que l'on soit, il y a plus d'inconvéniens que d'avantages, à manger de ces substances qui, par un goût mal-entendu, font les délices des meilleures tables.

Je dois encore avertir qu'une mastica-
tion

tion exacte eſt un ſecours dont les eſto- macs foibles ne peuvent ſe paſſer, ſans en reſſentir de mauvais effets. Rien n'importe plus pour la ſanté, que de mâcher ſoigneu- ſement : outre la ſécrétion de la ſalive, qui eſt le meilleur des digeſtifs, & que la maſtication favoriſe, elle a encore deux autres avantages ; l'un, c'eſt que l'on mange moins, ſans être moins nourri ; & l'autre, c'eſt qu'elle contribue à la con- ſervation des dents. On ne peut trop ap- précier ces avantages pour la ſanté ; & l'on ſe fait un tort irréparable de les né- gliger.

Les règles de la diététique s'étendent juſques ſur la boiſſon : celle qui eſt la plus naturelle, eſt l'eau. Un inſtinct ſe- cret porte tous les animaux à la deſirer, comme une choſe néceſſaire à leur con- ſervation. Je me garderai bien cependant de refuſer les éloges dus au vin bien fer- menté, ni trop nouveau, ni trop vieux, ni doux, ni auſtère, pas trop ardent ni ſpiritueux ; mais il en faut faire un uſage modéré , & le tremper de beaucoup d'eau.

Le vin seul est un stimulant qui irrite les fibres, augmente la circulation du sang, agace les nerfs ; il est sujet à s'aigrir , & il augmente les aigreurs des personnes qui y sont sujettes ; il porte puissamment les humeurs à la tête , & augmente par-là les maladies de cette partie. On soulage rarement les migraines , & l'on ne parvient point à prévenir les apoplexies , sans interdire cette boisson , dont l'usage journalier , bien-loin de faciliter la digestion, la trouble chez presque toutes les personnes qui n'ont pas l'estomac très-bon.

Tant s'en faut que les liqueurs , les élixirs , & autres drogues pareilles, remédient aux douleurs de l'estomac , & facilitent la digestion , comme on le croit communément ; il est d'une expérience constante qu'elles y portent l'incendie : elles ont les propriétés contraires au méchanisme de la digestion. L'eau seule , en donnant de la souplesse aux fibres , & par ses autres qualités , est le remède par excellence.

Entr'autres observations , je rapporterai celle qu'on lit dans les *Nouvelles de la Républ. des Lettr.*

Un Marchand célèbre d'une des villes de *Hollande* , étoit tourmenté de violentes douleurs d'eftomac , pour la guérifon defquelles il n'avoit rien épargné ; eau-de-vie , ratafia , élixir , tout avoit été employé avec la modération pourtant d'un homme fobre & réglé ; il ne commençoit jamais fon repas , fans prendre quelque chofe de pareil , pour aider la digeftion.

Le célèbre *Locke* arriva dans ce tems-là en *Hollande* , & alla loger chez ce Marchand , qui étoit de fes amis. En fe mettant à table , il vit l'appareil ordinaire, & demanda au Marchand ce que tout cela fignifioit : celui-ci lui expofa fon état , la néceffité où il étoit de fe fervir , à tous les repas , de ces liqueurs fortes pour faciliter fa digeftion, & prévenir fes douleurs ordinaires. *Locke* lui dit qu'il pouvoit bien fe tromper ; que fes douleurs avoient peut-être une caufe toute oppofée ; & que quand bien-même ces liqueurs fortes feroient uti-

les , l'ufage fréquent qu'il en faifoit , pouvoit enfin y accoutumer fon eftomac : il lui
confeilla de quitter toutes ces liqueurs , &
d'effayer de ne boire que de l'eau. Le Marchand fuivit cet avis , & en peu de tems
il fe trouva guéri.

Il y a des Médecins qui permettent l'eau-
de-vie , ou l'eau-de-cerifes , ou une autre
liqueur , après le repas. Elle paroît effec-
tivement convenir , en ce qu'elle opère
précifément le contraire des eaux chaudes ;
mais les inconvéniens qu'elle a , doivent
la faire rejetter. Son action eft trop violente & trop paffagère ; elle irrite plus
qu'elle ne fortifie ; & fi elle fortifie pour
un moment , la foibleffe qui lui fuccède ,
eft plus grande qu'avant fon ufage. Elle
produit une forte irritation dans le genre
nerveux , & une grande raréfaction dans
les humeurs , dont l'effet eft de diftendre
les fibres , pour les laiffer enfuite plus lâches. ,, Les perfonnes , dit un Auteur fa-
,, vant , qui boivent tous les jours des
,, liqueurs après le repas , dans la vue de
,, remédier aux vices des digeftioos , ne

„ pourroient mieux s'y prendre , fi elles
„ vouloient venir à bout du contraire , &
„ détruire les digeftions. „

Ceux qui font attachés au plaifir de manger & de boire, pourront être tentés d'envifager ces règles comme des préceptes auf-
tères , qui n'ont jamais été fuivis , & qu'il
ne faut pas fuivre à la lettre. Mais il feroit aifé de leur démontrer , par une foule
d'exemples , qu'une fobriété plus grande
a été le moyen qui a le plus contribué à
la guérifon des maladies opiniâtres de ceux
qui , dans tous les tems , ont pris les
eaux minérales de *Plombières.*

Il y a différentes opinions touchant les
qualités du café. Les uns le regardent comme
falutaire , d'autres comme très-dangereux.
Il me paroît donc indifpenfable d'en dire
un mot , & des cas où l'on peut en faire
ufage.

Cette fubftance n'étoit pas connue en
France avant l'année 1699 : elle s'y eft
établie lentement ; mais aujourd'hui l'u-
fage en eft devenu prefque général. Si

nous avons égard à son analyse (*), il est certain qu'il convient, pris avec modération, aux personnes grasses, replettes, pituiteuses, & à celles qui sont sujettes à la migraine. „ Je n'ai ma tête en repos, „ dit un Médecin célèbre, & je ne me suis „ délivré d'une migraine horrible, que „ depuis que je prends du café; & si je „ suis quelques jours sans en prendre, je „ sens mon mal revenir dans toute sa „ force, & avec les symptômes du vomis„ sement & du dévoiement, desquels il „ n'y a que le recours au café qui me „ puisse guérir. „

Il passe pour spécifique contre les foiblesses d'estomac, le dégoût, les coliques venteuses, la suppression des règles, &c.

(*) On a reconnu, en faisant chymiquement l'analyse du café, c'est-à-dire, la séparation de ses parties, qu'il contient du soufre, de l'huile, un sel & une substance volatile. Les Médecins instruits n'ignorent pas combien tout cela est propre à raréfier les humeurs, à délayer & inciser celles qui sont épaisses & visqueuses, & à faciliter la circulation du sang.

Par le moyen de fes fels , & le mélange de fes foufre dans la maffe des humeurs , le café a la vertu de prévenir l'affoupiffe-ment , de récréer le cerveau , & guérir les maladies foporeufes. Le P. *Malebranche* (*Acad. Royale des Scienc.* 1702. *Hift. p.* 29.) rapporte qu'un homme , tombé en apo-plexie , en avoit été tiré par plufieurs la-vemens de café.

Cette fubftance , dit M. *Tiffot* , réjouit, brife les matières glaireufes de l'eftomac , en ranime l'action ; diffipe la pefanteur & les maux de tète ; elle épure même les idées , & aiguife l'efprit. En effet , on ne peut contefter au café la vertu de préci-piter les alimens , de faciliter la digeftion, d'empêcher le rapport des viandes , & d'é-teindre les aigreurs , lorfqu'il eft pris après le repas ; il a cet avantage , par-deffus le vin , de ne laiffer aucune odeur défagréa-ble , de n'exciter aucun trouble dans l'ef-prit : il femble , au contraire , qu'il le récrée , & qu'il diffipe les ennuis , avec autant de facilité que le fameux *népenthe* fi vanté dans *Homère*. (*Mém. de l'Académ. Royale des Scienc. pag.* 291.

Cependant je ne le conseille pas à ceux qui sont maigres, bilieux, dont les humeurs sont trop dissoutes. L'usage en seroit très-nuisible aux mélancoliques, aux hypocondriaques, dont le sang trop épais est destitué, comme le dit M. *Geoffroi*, de parties actives & spiritueuses. Je ne voudrois pas non plus que les femmes qui ont les nerfs sensibles ou irritables, en fissent usage, ou du moins que très-rarement ; car j'ai observé que cette boisson leur faisoit naître des spasmes, sur-tout quand elle est continuée. Le lait diminue, à la vérité, l'irritation qu'elle peut causer, mais il n'en détruit pas les effets.

Les femmes, dit M. *Lieutaud*, sujettes aux hémorragies, à faire de fausses couches, les hystériques, celles qui ont des fleurs blanches, doivent s'interdire l'usage du café. Il agace fortement les nerfs, & empêche de dormir.

D'après ce que nous venons de dire sur

l'ufage du café , il eft évident que les Baignans , en général , doivent le réferver pour leur remède favori , & qu'ils fe doivent bien garder d'en faire une boiffon quotidienne.

Le chocolat eft une boiffon qui fera toujous fujette à difpute. Toute compofition où il entre plufieurs drogues , né fauroit contenter tout le monde. L'un veut du mufc dans le chocolat ; l'autre n'y voudroit pas même de vanille ; celui-ci l'aime poivré ; celui-là l'aime fucré : en un mot , on peut dire que la compofition du chocolat eft une efpèce d'ouvrage d'ef-prit ; il n'eft jamais parfait qu'au goût de celui qui le compofe.

On prépare un chocolat qu'on appelle *chocolat de fanté* ; on le fait avec le cacao , le fucre , auxquels on ajoute très-peu de vanille. Il eft ftomachique & pectoral , & fans contredit , une des plus faines & des plus précieufes boiffons : tout ce qui y en-tre eft falutaire & cordial ; auffi eft-il fort utile dans les maladies caufées par la foi-bleffe de l'eftomac : il convient aux per-

fonnes languiffantes, foibles, & aux vieillards. M. *Lemaire*, avant d'aller au bain,
leur en permettoit par préférence à un bouillon. Le cacao contient, à la vérité, une
farine douce, nourriffante & digeftible, &
une huile graffe, amère & pénétrante : ce
mêlange en fait un aliment qui répare
promptement, & qui fortifie ; mais il nour-
rit trop ceux qui font fanguins, & les
échauffe. L'addition de la vanille, de l'am-
bre gris ou du mufc, le rend infupporta-
ble à plufieurs perfonnes, fur-tout à celles
qui font échauffées : il ne convient pas
quand il y a des obftructions ; & même on
prétend que fon ufage, trop long-tems continué, en fait naître dans le foie ; il eft
nuifible aux hypocondriaques, & fouvent
à ceux qui n'y font pas accoutumés, auxquels il peut caufer, ou des naufées, ou
des vomiffemens ; en général, il feroit dangereux d'en faire un ufage fréquent.

Les boiffons aqueufes, qu'on prend chaudes ou tièdes, comme le thé, les différentes infufions de fleurs de mauve, de vio-
lette, de pied-de-chat, de bouillon-blanc,

& tant d'autres fubftances végétales , dont plufieurs perfonnes ont la manie de faire ufage , fous différens préjugés , comme d'aider à une digeftion trop lente , d'adoucir la poitrine , de rafraîchir , d'abattre les prétendues fumées de l'eftomac , augmentent la foibleffe & le relâchement ; elles diminuent le peu de forces digeftives qui reftent : ainfi , je les déconfeille aux Baignans. Tous les grands Médecins s'élèvent avec force contre cet abus ; par quelle fatalité n'eft-il donc pas détruit ? Il faut boire , dit-on , pour fe bien porter ; on ne peut jamais trop boire , difent quelques perfonnes de l'art ; mais elles font bien peu inftruites des loix de l'économie animale , & des effets d'une boiffon abondante.

Je crois en avoir affez dit jufqu'à préfent , pour établir des règles fixes & invariables , que les Baignans doivent obferver fur le régime ; cependant , fi je m'y bornois , ils feroient dans le cas de tomber dans des fautes qui pourroient leur devenir préjudiciables. Je penfe donc qu'il eft néceffaire de parcourir fuccinctement les choles nommées par les Médecins , *non-natu-relles* ; tels font l'*air* l'*exercice* & le *repos* , le *fommeil* & la *veille* , les *excrétions* & les *fécrétions* , & les *paffions de l'ame:* Je rap-porterai des obfervations qui démontreront leur influence dangereufe ou avantageufe , felon l'ufage qu'en font les Baignans.

L'air du matin donne le mouvement né-ceffaire à tous les fluides , & entretient dans les fibres le ton & le reffort convenables ; il porte dans celui qui le refpire , une force & un bien-être , dont il fe reffent toute la journée. Pour jouir d'un avantage auffi précieux & auffi néceffaire à la fanté , il eft donc bien intéreffant de fortir du lit dès les cinq heures du matin ; mais il feroit im-prudent de s'expofer à l'ardeur du foleil , & de s'y promener pendant la journée : la grande chaleur met les fluides dans un mouvement trop violent. C'eft pour cette raifon que ceux qui , après leurs exercices , & dans les vues d'avoir bon appétit , paffent une heure ou deux à courir dans les cam-pagnes (le foleil étant dans toute fon ar-deur) s'épuifent & s'affoibliffent : bien-loin

d'atteindre leur but , ils s'en éloignent , &
& perdent abſolument l'appétit. On a vu
des femmes délicates tomber dans des défaillances extrèmes ; d'autres dans des convulſions , ou être priſes de diarrhée , &
ne ſe rétablir que difficilement , pour s'être
imprudemment expoſées à l'ardeur du ſoleil , pendant l'eſpace d'une demi-heure
ſeulement.

L'air n'eſt pas moins à craindre , en s'y
expoſant dès que le ſoleil s'abaiſſe à l'hori-
ſon ; les vapeurs qui tombent alors , connues ſous le nom de *ſerein* , ſe répandent
dans la région inférieure de l'atmoſphère ,
& ont des effets ſouvent pernicieux : quelquefois elles ſont mêlées avec les exhalai-
ſons qui ſortent des plantes , des marais ,
&c. Les molécules aqueuſes , avec leſquelles
elles ſont confondues , en les rendant plus
pénétrantes , en augmentent le danger. Dans
ces circonſtances , quantité de particules
mal-faiſantes s'inſinuent dans les pores de
la peau , relâchés par la chaleur du jour , &
par celle des bains , de la boiſſon , &c. ou
dans les organes de la reſpiration , & por-

tent dans le corps le germe de plusieurs maladies , soit en resserrant les voies de la transpiration , soit en communiquant des qualités vicieuses au sang & à la lymphe , suivant leur action plus ou moins pernicieuse : de-là tant de maux qui en résultent , comme les engourdissemens , les rhumatismes , les fièvres , les fluxions de toutes espèces , dont l'habitude même du climat ne peut garantir. Il n'y a que ceux qui sont d'un tempérament robuste & sain , qui n'ont dans eux aucun principe vicieux qui puisse faciliter le développement de ces exhalaisons , qui ordinairement n'en sont pas sensiblement affectés ; mais les valétudinaires ne s'y exposent pas impunément.

L'exercice semble être l'antidote naturel des maladies , & le conservateur de la santé : il redonne à la fibre le ton & la force qu'elle a perdus , ranime la circulation languissante , empêche la stagnation des humeurs dans les viscères , d'où les obstructions prennent leur origine ; il facilite la sortie totale des eaux , & met le malade en état de recommencer le lende-

main ſes exercices avec gaieté & avec facilité.

Parmi les différens exercices auxquels on
peut ſe livrer , il faut conſulter l'état du
malade , pour lui preſcrire celui qui lui eſt
le plus convenable.

Si la foibleſſe ou l'infirmité eſt ſi grande ,
qu'il ne ſoit pas capable d'en pouvoir faire
de lui-même , il faut lui procurer quelque
mouvement dans une voiture ou un char-
riot. J'obſerverai que la voiture , comme
le carroſſe , & toutes celles qui ſont ſuf-
pendues , ont un mouvement contraire à
l'action des forces centrales & du cerveau ;
les maux de cœur , & les étourdiſſemens
qu'elles occaſionnent à pluſieurs perſonnes ,
en font une preuve ſenſible.

Je conſeillerois donc aux malades qui ne
pourroient prendre aucun exercice que celui de la voiture , de préférer celles qui ne
ſont point ſuſpendues , & qui en même tems
ſont découvertes , afin de reſpirer un air
libre , toujours renouvellé , qui favoriſe
le jeu du poumon par ſon élaſticité , &
qui , par ſa fraîcheur , modère l'ardeur

du fang. Ce confeil, fans doute, ne plaira pas aux Dames, aux perfonnes qui fe croient délicates; mais je les engage à le préférer à tout autre, & elles s'en trouveront bien. Les obfervations fuivantes vont mettre cette affertion en évidence.

Une Femme, perclufe de tous fes membres depuis plufieurs années, menoit à Paris une vie languiffante & miférable. Il lui furvint un héritage qu'elle fut obligée d'aller recueillir à quarante lieues. Son peu de fortune ne lui permit pas de prendre une voiture plus commode que la charrette d'un voiturier du pays où elle devoit aller. Soit par le mouvement de la voiture, foit par la joie d'aller jouir d'un bien auquel elle ne s'étoit jamais attendue, elle éprouva une révolution fi avantageufe, qu'elle arriva bien portante, & affez libre de fes membres, pour vaquer à pied à toutes fes affaires, quoiqu'à cette époque il y eût dix années qu'elle ne marchoit point du tout.

Une Demoifelle, attaquée d'une affection vaporeufe, étoit, depuis long-tems,

fatiguée

fatiguée d'un dévoiement qui avoit déja ré-
fifté à plufieurs remèdes. Elle fit dernière-
ment un voyage fur une efpèce de chariot,
& elle fut parfaitement guérie de cet accident. *Preßav. Trait. des Malad. des Nerfs.*

Lorfqu'un malade pourra monter à cheval, cet exercice fera préférable à tous
autres : les mouvemens & les fecouffes
qu'il procure, caufent, dans les vifcères
du bas-ventre, des frottemens qui favorifent leurs fonctions, & l'action des eaux.

Je dois prévenir que les exercices doivent être pris avec modération, & que leur
excès peut occafionner plufieurs maladies.

L'expérience nous apprend qu'une vie
mollé & fédentaire prive la fibre animale
de ce ton, de cette vigueur que lui donnent le travail & l'exercice. Dans l'inaction, les folides s'affaiffent, la circulation
des humeurs devient indolente & difficile,
les humeurs s'augmentent, fe compliquent
& s'altèrent réciproquement, faute des fécrétions & des excrétions requifes pour les
épurer ; peu-à-peu la dépravation devient
univerfelle, & les folides s'affoibliffent.

R

Les eaux , dans un état d'inaction , ne
paſſent pas, en reſtant trop long-tems dans
l'eſtomac ; elles le gonflent ; elles affoi-
bliſſent les ſucs digeſtifs , détruiſent, par
la continuation de la boiſſon , cette fine
mucoſité qui tapiſſe intérieurement l'eſtomac & les inteſtins. Les nerfs , ſe trouvant
à nu , éprouvent des douleurs vives après
le manger , quelqu'attentif on ſoit à choiſir
les alimens les plus doux ; on éprouve des
douleurs vives de colique , qu'on impute à
toute autre cauſe. Le mal ſe répandant juſqu'aux membranes internes des petits vaiſſeaux , les nerfs , irrités par-tout , acquièrent
cette mobilité qui fait le malheur de tant de
gens. Il n'eſt pas rare de voir les uns avec
un abattement de corps & d'eſprit ; d'autres avec des mal-aiſes , qui ſont quelquefois ſuivis d'hémorroïdes , de ſuffoca-
tions , ou d'autres maladies où l'on ne
végète que pour vivre languiſſamment.

C'eſt ce qui arrive aux femmes qui ,
au-lieu de ſe promener , paſſent leur
tems à jouer ou à lire. La plûpart deviennent triſtes , perdent l'appétit , ſou-

vent évitent les plaisirs , en fuient même les attraits ; elles se livrent à des pensées qui les minent & les dévorent , & deviennent la proie de la mélancolie la plus dangereuse.

Les personnes qui sont habituellement dans l'inaction , se persuadent que les premiers exercices seront pénibles ; & elles ont raison : ils paroissent même faire plus de mal que de bien ; mais elles ne doivent pas se rebuter. En commençant par de très-modérés , elles éviteront ces mal-aises ; & en les augmentant graduellement , elles parviendront peu-à-peu à prendre beaucoup de mouvement , sans fatigue , & avec le plus grand succès. (*) Elles rétabliront la

---

(*) Si , après une longue habitude d'inaction , l'on vient à se livrer à un trop grand exercice , sûrement on s'en trouvera mal. Les pieds , après un long repos , ne suffisent pas à une longue promenade ; les autres membres , après une trop longue inaction , perdent , en grande partie , leur usage. Un lit mollet est insupportable à quelqu'un qui n'est pas accoutumé à prendre ses aises , tout autant qu'un lit dur à un homme qui est dans l'habitude de s'écouter , & qui ne connoît point de fatigues. *Hipp. page* 274.

force des muscles, détruite par une vie
sédentaire, & les mettront, par l'habitude, en état de supporter un mouvement même violent.

Le sommeil, si avantageux par lui-
même, peut être suivi des plus tristes
conséquences, si on s'y livre trop pendant
l'usage des eaux. Un long sommeil fait
tomber toutes les parties du corps dans
une espèce d'inertie ; le sang, qui circule
beaucoup plus lentement alors, s'arrête
sur-tout à la tête ; la transpiration est infiniment moindre, & les humeurs s'épaissis-
sent. Les personnes travaillées de maux
hypocondriaques ou hystériques, font très-
mal de dormir long-tems, sur-tout le matin.

Les veilles immodérées mettent les nerfs
& le sang dans le mouvement le plus violent ; elles usent les forces de ceux-là, &
rendent acrimonieuses toutes les parties de
celui-ci ; elles disposent aux vertiges, aux
maux de tête, aux hémorroïdes, à des inquiétudes, à la fièvre, & à la mauvaise
humeur. J'ai vu des sujets des deux sexes,
changer au point de n'être plus connoissa-

bles , pour ne point dormir affez. Il importe , pour la fanté des Baignans , de fe coucher fur les neuf à dix heures , & de fe lever fur les cinq à fix heures , de façon qu'ils foient au lit pendant l'efpace d'environ fept heures. (*)

Les fécrétions & les excrétions font des fonctions très-importantes de l'économie animale. On entend par *fécrétions* , la féparation de quelques humeurs particulières , qui fe fait dans des organes , d'où elles font portées dans d'autres endroits où elles font néceffaires ; telle eft la fécrétion de la falive , de la bile , &c.

Les excrétions font des évacuations qui emportent hors du corps le furplus des alimens qui ne peut s'affimiler , s'identifier à nos parties ; telles font la tranfpiration,

____

(*) Suivant le cours de la nature , nous fommes faits , dit *Hippocrate* , pour veiller le jour , & dormir la nuit ; les gens qui pratiquent le contraire , font , tôt ou tard , punis de leurs fottifes. Du tems de cet Auteur , l'ufage étoit conforme à la nature ; mais à préfent , dit *Galien* , les riches en ont bouleverfé l'ordre , & font de la nuit le jour.

les urines , les felles , &c. elles fe font d'autant mieux qu'on vit fobrement , & que le corps eft exercé. Des boiffons échauffantes , des affaifonnemens brûlans , des veilles , &c. troublent ces fonctions fi néceffaires à la fanté , & qu'il eft fi important aux Baignans de favorifer.

Les paffions fortes , même les plus agréables , ufent conftamment , & tuent quelquefois fur-le-champ. Les paffions triftes détruifent abfolument l'économie animale , & font la caufe la plus fréquente des maladies de langueur. En détruifant le reffort du fens intérieur , les paffions triftes anéantiffent les forces , comme les fubftances vénéneufes affectent l'eftomac ; elles dérangent le cours de la bile , épaiffiffent les humeurs ; produifent des engorgemens , & arrêtent la tranfpiration : alors les organes tombent dans l'inertie , & les fonctions font dérangées ; les premières voies fe refufent à la digeftion , les vifcères du bas-ventre s'obftruent , les forces s'épuifent , & le germe d'une maladie mortelle fe développe.

L'expérience a prononcé tant de fois sur les effets des passions , qu'il seroit presqu'inutile d'invoquer des faits pour prouver la justesse de mes assertions ; cependant comme ils portent avec eux la conviction la plus complette , je ferai mention des suivans.

Sophocles , voulant prouver qu'il jouissoit encore de toutes ses facultés intellectuelles , à son grand âge , fait une tragédie ; elle est couronnée , & il meurt de joie. *Juventius Thalna* , apprenant qu'il avoit les honneurs du triomphe , par la conquête qu'il venoit de faire de l'*Isle de Corse* , tombe , & meurt de joie devant l'Autel où il sacrifioit en action de grace. La Nièce de *Leibnitz* , ne se doutant pas qu'un Philosophe pût laisser de l'argent , trouve , après la mort de son oncle , soixante mille ducats dans un coffre sous son lit ; elle meurt en les appercevant.

Un Homme de quarante ans , qui avoit été successivement agité par différentes passions , après avoir mené pendant long-tems une vie très-turbulente & avoir joué un rôle diftingué dans le monde , un revers imprévu de fortune le tira tout-à-coup du tourbillon où il fe trouvoit plongé. Privé de toutes les occupations & de tous les plaifirs , qui fervoient encore d'aiguillon à fes fens émouffés , & réduit à une vie particulière , tout devint pour lui d'une fi grande indifférence , qu'aucun fujet de plaifir ni de chagrin n'étoit plus capable de réveiller dans fon ame la moindre affection. Livré à une morne mélancolie , il paroiffoit à peine fentir fon exiftence ; on lui voyoit oublier les chofes les plus communes & les plus effentielles de la vie.

La machine ne pût fupporter long-tems cette inaction ; tous fes organes tombèrent bientôt dans une fi grande foibleffe , que les fonctions furent totalement dérangées : les premières voies fe refusèrent à la digeftion ; la tranfpiration devint difficile ; les vifcères du bas-ventre s'obftruèrent ; il périt enfin au bout de fix mois.

La colère eft un mouvement violent de l'ame , joint au defir de fe venger. Les effets de cette paffion fe font appercevoir par tout ce qu'il y a de senfible & de mobile dans l'homme. J'ai vu une jeune fille qui, étant tombée dans un accès violent de colère, fut attaquée de convulfions ; fa langue devint fi roide, qu'elle fut plus de trois heures fans pouvoir parler avec facilité ; les bains terminèrent le fpafme.

Un homme, dit *Hoffman*, entre dans un grand mouvement de colère, boit enfuite un verre d'eau froide ; bientôt après, il fent une tumeur douloureufe à la malléole du pied gauche. Cette tumeur difparoît par l'application d'un remède, & fe porte au genou avec beaucoup plus de douleur. Tout ce pied & les tendons fe roidiffent ; il y furvient des agitations fpafmodiques, qui fe portent aux membres fupérieurs ; & le fujet éprouve, en même tems, de violentes ébullitions par tout le corps.

La terreur jette non-feulement dans des convulfions, mais ces convulfions deviennent encore périodiques. M. *Tiffot* a vu un payfan qui, rêvant qu'un ferpent s'entortilloit autour de son bras , avoit fait un mouvement violent pour secouer ce serpent. Depuis ce moment , dit-il , le bras fut saisi , trois ou quatre fois le jour , d'un mouvement convulsif très-fort , qui duroit quelquefois une heure , sans qu'aucun effort pût l'arrêter. *Vepfer* a vu l'épilepsie succéder à une frayeur , & le sujet mourir ensuite d'apoplexie. *Boerhaave* a vu une fille attaquée d'épilepsie , pour y avoir vu tomber un homme.

La frayeur cause des changemens subits ; & plusieurs expériences prouvent qu'elle occasionne des défaillances mortelles , & même une mort subite. *Pechlin* rapporte qu'un jeune homme de vingt ans , ayant fait naufrage , devint subitement grison ; ce jeune homme avoit auparavant les cheveux noirs. *Stalh* raconte , sur la foi de *Schenkius* , qu'un jeune homme de condition , ayant été mis en prison , pour un crime énorme , & condamné à mort , devint gris en une nuit. On lit dans l'histoire , que *Philippe II* , Roi d'*Espagne* , ne fit que dire au Cardinal *Espinosa* , son Mi-

niſtre : *Cardinal , ſachez que je ſuis Préſi-*
dent ; le Cardinal en fut ſi effrayé , qu'il
mourut quelques jours après.

La crainte affoiblit les forces du cœur ,
relâche les nerfs , rend la reſpiration difficile , & occaſionne beaucoup d'autres accidens. Elle eſt ſur-tout dangereuſe aux
ſujets délicats , hypocondriaques & hyſté-
riques ; parce que ces ſujets ſont d'autant
plus affectés de la moindre choſe , que
tout eſt preſque toujours ehez eux d'une
ſenſibilité extrême , & dans une tenſion
continuelle. *Van-Swieten* a vu une femme
à qui la peur fit venir une tumeur qui
dégénéra en ſquirre rebelle à tous les remèdes. La peur fait généralement empirer
toutes les maladies ; elle en trouble le cours
ordinaire , y cauſe mille ſymptômes étrangers : en affoibliſſant la nature , la maladie reſte ſupérieure à tous les remèdes.
Un homme fort & robuſte , étant attaqué
de la petite vérole ; tout alloit très-bien ,
l'éruption étoit faite , la ſuppuration très-
louable. Le neuvième jour de ſa maladie,
il fut ſaiſi d'une peur ſubite , & mourut

une demi-heure après. Enfin, on a vu succéder à une forte peur, un tremblement qui a duré vingt ans, la cataracte, la privation de la parole, la paralyfie, l'épilepfie, &c. (*)

La triftefse agit, ou promptement ou lentement; elle diminue la force des nerfs, rallentit le cours du fang, & quelquefois l'arrête fubitement.

Montaigne rapporte qu'un Officier général, voulant voir le corps d'un jeune homme qui avoit fait des prodiges de valeur, & qui venoit d'être tué, tomba mort, en reconnoifsant fon fils. *Tifsot* dit que le père d'une nombreufe famille, ayant

---

(*) Les vaines terreurs qu'on fait aux enfans dans le bas-âge, laifsent de fi fortes impreffions dans l'efprit, que les hommes les plus raifonnables ont fouvent de la peine à s'en défabufer, lorfqu'ils jouifsent de leur efprit & de leur raifon. Les contes que l'on fait tous les jours des revenans qui errent çà & là, ou paroifsent, dit-on, fous une forme quelconque, demandant de prétendus fecours à leurs amis, à leurs parens, font fur-tout ceux dont je veux parler : les frayeurs qui réfultent de ces abus dans une imagination gâtée, ont très-fréquemment les conféquences les plus fâcheufes.

perdu son épouse , qu'il aimoit éperdue-
ment , devint subitement asthmatique. Il
n'y a pas long-tems qu'un homme tomba
par terre à l'enterrement de sa femme ,
perdit l'usage de ses membres , & resta
muet depuis ce moment. Un Prince
(*George Louis de Holstein*) ordonne de
tirer le corps de son épouse du cercueil
où elle étoit , pour la mettre dans un
autre de bois précieux , & de l'avertir
quand on auroit fait ou exécuté ses ordres.
Le Prince va près de ce cercueil , dit à
son valet-de-chambre de lui lire quelque
chose dans un livre de piété ; il fond en
larmes , pousse de profonds soupirs , s'en-
dort & meurt.

L'amour , malheureux ou trompé , est
généralement suivi , chez les femmes , de
maladies relatives à leur sexe. Une Dame
éprouva une suppression qui dura plusieurs
mois avec les plus grandes incommodités.
Une fille tomba dans la consomption , à laquelle il se joignit une tristesse craintive , &
une misanthropie achevée. Chez les hommes ,
il est suivi de différens maux. *Tulpius* raconte

qu'un jeune homme , éprouvant le refus d'un mariage qu'il defiroit , tomba roide comme un pieu , fe tint un jour entier affis fur une chaife dans la même attitude , les yeux ouverts , enfin dans un vrai état cataleptique. On lui dit le foir que fon amante feroit à lui , s'il revenoit de cet état. A l'inftant , il fe leva brufquement , & fut guéri.

Je ne finirois pas , fi je voulois rapporter les effets des paffions , & je fortirois trop de mon fujet ; j'ai feulement defiré de faire voir , par des exemples , que fi elles ont une influence fi marquée , fi prompte , & fi puiffante fur les perfonnes qui jouiffent de la meilleure fanté , combien ne font-elles pas à craindre pour les Baignans , ceux qui font valétudinaires , & qui ont les nerfs fenfibles ! On peut facilement juger combien elles leur feroient préjudiciables.

En effet , l'union entre l'ame & le corps eft fi intime , que l'une ne peut être affectée que l'autre ne s'en reffente. Nous en fommes convaincus par tout ce qui fe paſſe dans nous , & par toutes nos actions , qui s'accommodent aux loix générales des mouvemens du corps. Si le méchaniſme merveilleux , qui fait correſpondre tous nos organes avec celui du ſens intérieur , donne à notre être une perfection , en faiſant participer la ſubſtance corporelle à toutes les modifications que l'ame reçoit des cauſes morales , il devient auſſi très-ſouvent un principe de dérangement dans notre machine. Les paſſions ſont , à l'égard du ſens intérieur , ce que les alimens ſont à l'égard de l'eſtomac & des organes des premières voies ; les uns en relèvent le ton , d'autres le laiſſent dans un état de modération ; mais il y en a d'autres que l'on doit regarder comme des poiſons qui abattent les forces , & les détruiſent.

Telles ſont mes réflexions ſur les eaux minérales de *Plombières* , les moyens qu'il faut mettre en uſage pour la guériſon des maladies où elles ſont indiquées , & le régime qu'il faut ſuivre ; elles paroîtront peut-être de mince conſéquence aux perſonnes vigoureuſes , & à celles qui ne croient pas être susceptibles d'impression ; cependant je les engage de ne pas les négliger , & de ne pas dire avec *La Fontaine* :

> Le trop d'attention qu'on a sur le danger ,
> Fait le plus souvent qu'on y tombe.

Les accidens qui surviennent par l'abus des eaux & du régime , les observations que j'ai rapportées , forment un spectacle bien propre à leur ouvrir les yeux. Qu'elles ne s'obstinent pas à justifier leurs dangereuses erreurs , & à se jouer de leur propre santé ; qu'elles n'alléguent pas l'exemple d'autrui , c'est un piège dangereux ; qu'elles ne se reposent pas sur la force de leur constitution , elles ne l'affoiblissent que trop souvent ; qu'elles ne comptent pas sur les effets de l'habitude ; elle rend insensible l'action des causes nuisibles ; mais elle ne la détruit pas ; que le bonheur qu'elles ont eu jusqu'à présent d'échapper aux dangers , dont une mauvaise administration des eaux est ordinairement suivie , ne les étourdisse pas sur ceux qui les menacent , & qu'elles se persuadent bien

bien que, dans l'ufage des eaux minérales, on ne fe livre pas impunément à
une conduite irrégulière, fans ruiner fa
fanté.

J'ai enfin terminé la tâche que je m'é-
tois prefcrite ; je ne l'ai, fans doute,
pas remplie au gré des favans qui me liront. Je fens que j'ai été trop long, &
peut-être trop fécond en écarts ; mais j'efpère que leur indulgence me les pardon-
nera, de même que les inexactitudes
d'ordre & de ftyle, inféparables de mon
ouvrage, à caufe de mes occupations,
qui ne m'ont pas permis d'y travailler
deux heures fans interruption. Il auroit
pu être écrit avec plus de fagacité, d'ordre & d'élégance, mais non pas avec plus
de fincérité ; & la fincérité eft précieufe,
& même effentielle à un ouvrage de ce
genre. Le feul vrai a été par-tout mon
guide & ma fin.

Je me fuis apperçu de différentes erreurs dans l'adminiftration des eaux, &
dans le régime ; j'ai publié cet avis ; je

puis avoir mal vu, & mes confeils peuvent être mauvais ; mais mes intentions font droites. Au refte, tout ceci n'eft qu'ébauché ; c'eft une terre que je laiffe à défricher à de plus habiles que moi.

APPROBATION.

LA Société Royale de Médecine, ayant entendu, dans sa Séance tenue au Louvre le mardi 31 Juillet 1781, la lecture d'un Rapport fait par MM. *Laſſone* fils, & *Cornette*, ſur une Diſſertation de M. *Didelot*, relative aux Eaux de *Plombières*, dans laquelle l'Auteur expoſe les *diverſes Manières d'uſer de ces Eaux ; le Régime qu'il convient de ſuivre pendant leur uſage ; les différentes Maladies pour leſquelles elles doivent être adminiſtrées ; avec pluſieurs Obſervations de Pratique pour en conſtater les effets*, a penſé que cet Ouvrage étoit digne de ſon Approbation, & d'être imprimé ſous ſon Privilège, ſans que toutefois cette Compagnie ait entendu prononcer ſur les opinions & les ſyſtêmes particuliers de l'Auteur.

VICQ D'AZYR,

Secrétaire perpétuel.

Au Louvre ce 31 Juillet 1781.

OPÉRATION.

[illegible] Lecture de [illegible]
[illegible]
[illegible] la lecture d'un
[illegible] qui [illegible], on a
[illegible] une Impression de M. Duffie,
[illegible]
[illegible]
[illegible]
[illegible]
[illegible]
[illegible]
[illegible]
[illegible]
[illegible]
[illegible] de faire la
[illegible]
[illegible] prolongée sur les opérations
[illegible] sa participation de l'Auteur.

DANYR,
Maître principal.

TABLE
DES
MATIERES
Contenues en ce Livre.

ARTICLE PREMIER.

ARTICLE II.

ARTICLE III.

ARTICLE IV.

Fin de la Table.